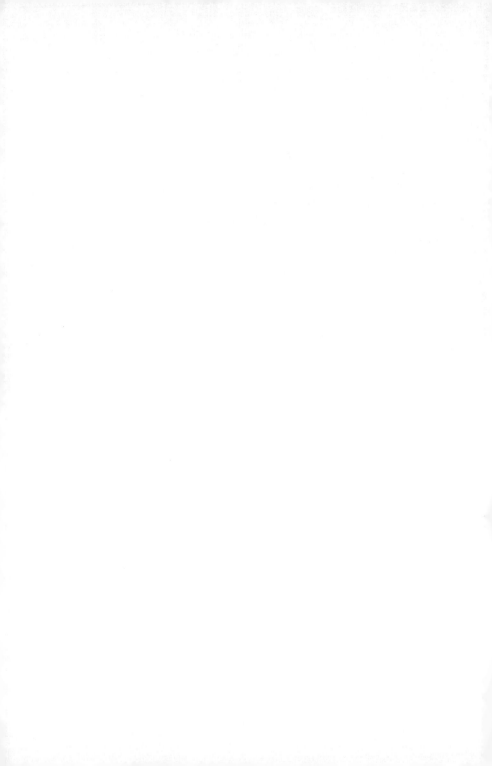

泌尿系统结石诊治

MINIAO XITONG JIESHI ZHENZHI

编著　王　义

河南科学技术出版社

·郑州·

内容提要

泌尿系统结石是现代泌尿外科的常见病,在泌尿外科住院患者中占居首位,我国是世界上泌尿系统结石三大高发区之一。泌尿系统结石的主要症状是肾绞痛和血尿,而且会诱发泌尿系统感染、肾积水,甚至尿毒症和尿路上皮肿瘤,严重威胁患者健康。随着医疗技术的进步,泌尿系统结石的治疗发生了革命性的进展。本书由长期从事泌尿系统结石工作的专家编写,着重论述泌尿系统结石的成因和预防策略,对于结石的分类、临床症状、危害、各种治疗方法也做了系统的论述。本书通俗易懂,对于大家认识泌尿系统结石、预防结石和帮助选择治疗方案大有裨益。

图书在版编目（CIP）数据

泌尿系统结石诊治/王义编著. －郑州：河南科学技术出版社，2022.9
ISBN 978-7-5725-0947-6

Ⅰ.①泌… Ⅱ.①王… Ⅲ.①泌尿生殖系统－结石（病理）－防治 Ⅳ.①R691.4

中国版本图书馆 CIP 数据核字（2022）第 132472 号

出版发行： 河南科学技术出版社
北京名医世纪文化传媒有限公司
地址:北京市丰台区万丰路 316 号万开基地 B 座 115 室　邮编：100161
电话:010-63863186　010-63863168
策划编辑： 焦万田
文字编辑： 刘新瑞
责任审读： 周晓洲
责任校对： 龚利霞
封面设计： 中通世奥
版式设计： 崔刚工作室
责任印制： 程晋荣
印　　刷： 河南省环发印务有限公司
经　　销： 全国新华书店、医学书店、网店
开　　本： 850 mm×1168 mm　1/32　**印张：** 9　**字数：** 220 千字
版　　次： 2022 年 9 月第 1 版　2022 年 9 月第 1 次印刷
定　　价： 46.00 元

前　言

石头记

医学科普，大众所需。

伏案五月，草就石头。

病因预防，治疗皆有。

愿对健康，有所帮助。

自然界石头种类繁多、五彩斑斓，奇石宝玉是人们竞相收藏的佳品。文人雅士更钟情于石头，米南宫拜石、陶渊明醒石、苏东坡供石，曹雪芹把呕心沥血之作命名为《石头记》，达到了中国文学史上的巅峰。电影《疯狂的石头》家喻户晓，这部低成本电影淋漓尽致地展现了一块石头（翡翠）带来的疯狂。本书所论述的是生长在人体泌尿系统石头的来世今生，其发病时疼痛剧烈，治疗后反复发作，对人类健康和生命带来极大的危害。

泌尿系统结石是最古老的疾病之一，考古学家在公元前4000多年的埃及木乃伊的膀胱和肾内发现了结石。公元前1500年的埃及就有结石疾病的相关文字记载。2600年前的《希波克拉底誓言》中写道：凡患结石者，我不施手术，此则有待于专家为之。我国最早的医学文献《素问》中就有称之为"淋"的结石病记载，隋朝的《诸病源候论》对石淋所引起的症状做了较为详细的描述。

泌尿系统结石也是现代泌尿外科的常见病，在泌尿外科住院病人中占居首位。在全球范围内呈现热带和亚热带、经济发达地区发病率高的特点。我国是世界上泌尿系统结石三大高发区之一，人群发病率为 $1\%\sim5\%$，南方部分地区如珠江三角洲、广西等地人群发病率可高达 $5\%\sim10\%$。

泌尿系统结石带来的巨大痛苦，激发了人类对其病因和治疗的探索。医疗技术的进步，特别是体外冲击波碎石技术、输尿管镜、肾镜等腔镜显像系统、气压弹道和钬激光等各种碎石能量平台的登场，使泌尿系统结石的治疗发生了革命性的进展，使无数患者获益。然而，泌尿系统结石的病因尚不完全明晰，各种治疗后的复发率仍居高不下。目前，结石治疗后的 10 年复发率仍在 50% 以上。

泌尿系统结石，不仅仅是一块疯狂的石头，也不是单一的疾病，不同性别、年龄、种族、遗传、环境因素、饮食习惯甚至所从事的职业等都可能和结石的形成有关。随着我国经济发展和大众饮食结构的改变，尿路结石的发病率已呈现增加的趋势。2008 年因三聚氰胺奶粉导致的婴儿泌尿系统结石事件，更为公共健康敲响了警钟。

庚子之春，一场突如其来的新冠疫情，改变了人们的就医模式，互联网医疗兴起，各种形式的防病、治病科普知识也成了大众的迫切需求。因此，出版一部系统介绍泌尿系统结石的科普书，唤起大众对泌尿系统结石的关注，了解泌尿系统结石的形成原因和治疗方法，尤其是掌握日常生活中预防结石保健知识，建立泌尿系统结石预防和治疗的个体化精准防控体系有重要意义。

本书由长期从事泌尿系统结石工作的专家编写，着重论述泌尿系统结石的成因和预防策略，对于结石的分类、临床症状、危害、各种治疗方法也做了系统的论述。特别邀请中医专家从祖国医学对尿石症的辨证施治和常用方剂进行了系统的阐述。本书的编写融入了当前国内外泌尿系统结石新进展、新认识,所选内容均是泌尿系统结石临床中最常见、大家亟须了解的知识。本书的编写通过拟人、比喻手法,用通俗易懂的语言,力争将泌尿系统结石的预防保健知识讲明白,便于大家理解。本书符合科学性、先进性、实用性和通俗性的要求。由于医学对结石认识的局限性,书中有些观点并无定论,甚至有不同之处,我们也将其列出,以便大家了解。

参与本书编写工作的有周哲、杨冰、彭继升、高鹏飞博士等,感谢他们的辛勤劳动。

本书的编写参考了国内外大量相关文献,书尾参考文献并未能一一列举,本书部分插图及数据来源于网络,在此一并表示诚挚谢意。由于编者水平有限,如有不当之处,希望各位读者不吝批评、指正。若本书能够使泌尿系统结石症患者受益,我们将会备感荣幸。

北京大学首钢医院泌尿外科
北京大学吴阶平泌尿外科中心
主任医师
北京市健康科普专家

王义

目　录

第一章

尿液从何而来——泌尿系统器官的组成和功能

尿液生成在肾脏,涓涓细流入膀胱。

血液滤过生原尿,小管吸收剩尿液。

输尿管内有三峡,结石在此常被卡。

尿液储存在膀胱,神经中枢指挥它。

泌尿系统结石也称为"尿石症",是指尿液从产生到排出这条连续通道上生成的结石,正本溯源是治疗和预防泌尿系统结石的重要方法。要说清楚泌尿系统结石,首先得了解泌尿系统是由哪些器官组成的,其次需要明白这些器官在尿液的形成和排出过程中发挥了什么作用? 肾是产生尿液的器官,担负着维持人体的酸碱平衡、保持人体代谢内环境稳定的功能,肾分泌的羟化酶和钙磷代谢及维生素 D 的活化有关,这些正常功能和平衡被破坏是泌尿系统结石形成的危险因素。泌尿系统的感染、狭窄梗阻、畸形等和泌尿系统结石的形成密切相关。

泌尿系统器官组成

泌尿系统由哪些器官组成

泌尿系统由一对肾(产生尿液)、两条输尿管(输送尿液)、一个膀胱(储存尿液)及一条尿道(排出尿液)组成,这也是我们说的尿路所包含的器官。图 1-1 为女性泌尿系统器官组成示意图。男性肾、输尿管、膀胱的结构和功能,与女性基本相同。男性尿道除了排出尿液,也是精液的排出通道。成年男性从尿道内口到阴茎头尖端的尿道外口长度平均约为 18 厘米,而成年女性的尿道长度仅为 3～5 厘米。男性尿道从膀胱出口部位开始就穿过前列腺,老年前列腺增生患者容易引起尿路梗阻、排尿困难。泌尿系统把人体代谢过程中所产生的部分不能为人体再利用的或者有害的物质随着尿液排出,由肾产生的尿液经输尿管流入膀胱暂时储存,当尿液达到一定数量后,经尿道排出体外。

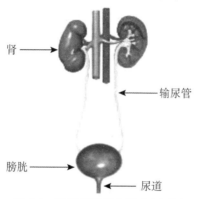

肾

输尿管

膀胱

尿道

图 1-1　泌尿系统器官组成(女性)

肾在哪里

肾脏是人类和高等动物的主要排泄器官,俗称"腰子",形状像扩大版的蚕豆。正常人体有两个肾,每个肾的垂直长度为 10～12 厘米,宽度为 5～6 厘米,厚度为 3～4 厘米,重量为 120～150克。两个肾分别位于腹膜后脊柱的两侧,紧贴腹后壁,两肾上极相距较近,下极相距较远,呈八字形。图 1-2 是肾在腹后壁位置示意图,清楚地显示了肾周围黄色的脂肪组织,供应肾血液的红色的动脉和蓝色的静脉血管。如果我们在背部给肾的体表投影位置做一个标记,那么肾的中心也就是肾门位于肋脊角位置。肋脊角是第 12 肋骨的下缘和脊柱外缘的夹角,以这个位置为中心相当于肾大小的区域我们称之为肾区。图 1-3 是泌尿系统在腹前壁的位置投影示意图,图 1-4 是肾在背部投影示意图。当肾有炎症、结石等病变时,肾区会有压痛或者叩击痛。

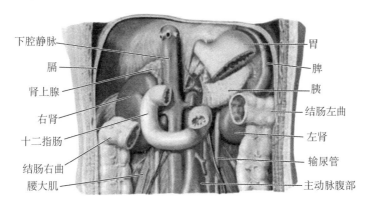

下腔静脉　　胃
膈　　脾
肾上腺　　胰
右肾　　结肠左曲
十二指肠　　左肾
结肠右曲　　输尿管
腰大肌　　主动脉腹部

图 1-2　肾在腹后壁位置

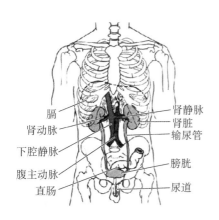

膈　　肾静脉
肾动脉　　肾脏
　　输尿管
下腔静脉
腹主动脉　　膀胱
直肠　　尿道

图 1-3　肾在腹前壁投影(男性)

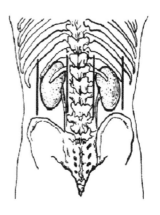

图 1-4　肾区在背部投影

肾的位置有时会有变异。少数人的肾位于盆腔或髂窝,我们称之为低位肾,有更少数人的肾会横过人体中线移位至对侧,我们称之为交叉异位肾。肾位置的变异会引起尿路梗阻导致结石,也给结石的诊断和治疗带来一定困难。

会游走的肾

正常肾的位置会随着呼吸而上下小范围移动。部分患者由于腹膜后脂肪组织过少,腹后壁松弛或肾窝过浅,站立时肾会向下大范围移动,如果移动超过一个腰椎椎体的厚度时称为肾下垂。如果肾移动度过大并能在腹膜后间隙内自动活动,称为游走肾。游走肾常伴有胃或全内脏器官的下垂。这些情况多见于瘦高体形的成年人和多产女性,右侧肾多于左侧肾。一般情况下患者没有不适症状,也不需要特殊处理。如果因肾游走而出现疼痛症状者,可以通过腹肌锻炼,增加体重或应用腹带加压固定等来改善。症状严重且经过上述方法效果不明显的患者需要行肾固定手术治疗。同样,游走肾因其位置不固定和肾结构的改变也会给肾结石的治疗带来难度。

肾的结构

肾由肾实质和肾盂两部分组成,肾实质产生尿液,肾盂收集尿液。肾实质分为外层肾皮质和内层肾髓质。肾皮质由肾小球和肾小管构成,部分肾皮质伸展至肾髓质锥体间,成为肾柱。肾髓质由锥体构成,肾锥体主要由集合管组成,在肾切面上呈三角形。肾锥体尖端称肾乳头,和肾小盏连接。相邻的2～3个肾小盏汇合成一个肾大盏,肾大盏又汇合成漏斗状的肾盂。肾盂离开肾门后逐渐缩窄变细,移行为输尿管(图1-5)。我们来看看脐橙的横断面,白色的皮相当于肾皮质,黄色楔形的果肉相当于髓质,中间白色部分相当于肾盂,脐橙的蒂就相当于输尿管(图1-6)。

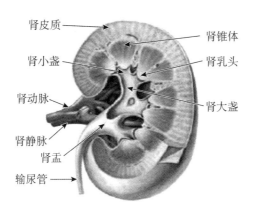

图 1-5　肾脏内部结构示意

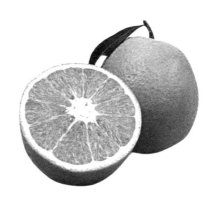

图 1-6　脐橙和其横剖面图

输尿管——尿液的输送通道

输尿管顾名思义就是输送尿液的管道。输尿管为扁圆形,成人输尿管长度为 25～30 厘米,平均管径 0.5～0.7 厘米,位于脊柱的两侧,左右各 1 根,每根上端连接着肾盂,下端通于膀胱。输尿管有 3 个狭窄部位,从上到下第一个狭窄部位是肾盂和输尿管的连接处,第二个狭窄部位是输尿管跨越髂血管处,第三个狭窄处是输尿管进入膀胱的壁内段(虽然此段长度仅有 1.5 厘米左右,但却是输尿管最狭窄的部位,管径仅为 0.2~0.3 厘米)。输尿管的 3 个狭窄部位常是结石的阻塞部位,当肾结石随尿液下行时,容易嵌顿在输尿管的狭窄处,并产生绞痛及梗阻导致肾积水。

膀胱在人体的位置

膀胱是人体储存尿液的器官。膀胱壁是由不同层次和不同走行的肌肉组织组成,这些肌肉组织的收缩是尿液排出的动力。两侧输尿管穿过膀胱壁开口于膀胱的底内面,左、右输尿管开口和尿道内口之间有一个三角形的区域,我们称之为膀胱三角。膀胱三角是肿瘤、结核、炎症的好发部位。膀胱的形状、大小、位置和膀胱壁的厚度随着储存尿液的容量而有很大的变化。膀胱位于人体下腹部的盆腔内,正常情况下无法触及,在憋尿较多或者尿潴留的患者可以看到或者摸到下腹部隆起。

正常膀胱容量

正常成年人的膀胱容量平均为 350~500 毫升,如果膀胱内尿液的容量超过 500 毫升,膀胱壁张力过大就会产生疼痛和明显的憋胀感。当膀胱内容量极度增多时有膀胱破裂的危险。不同年龄和性别,膀胱容量也不相同,新生儿的膀胱容量约为成人的1/10,女性的容量小于男性。老年人因膀胱老化,膀胱壁肌肉的收缩能力减低而容量增大。

男性尿道和女性尿道有什么不同,对结石形成和排出有什么影响

男性和女性的泌尿系统除了尿道的结构和功能不同外,其他器官的结构和功能基本相同。图 1-7 和图 1-8 显示了男性和女性尿道的不同。

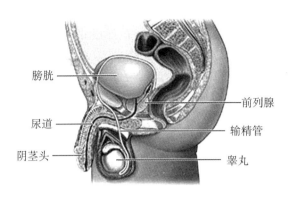

图 1-7 正中矢状位男性尿道

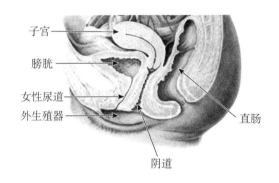

图 1-8 正中矢状位女性尿道

　　男性尿道兼有排尿和排精的功能,男性性活动时睾丸产生的精子通过输精管、射精管进入前列腺尿道排出体外。男性尿道长度为 16～22 厘米,阴茎在松弛下垂时,男性尿道全长有两个弯曲,呈 S 形,第一个弯曲为耻骨下弯,位于耻骨联合下方,包括尿道前列腺部、膜部和海绵体部的起始段。此弯曲位置固定,不能改变。第二个弯曲为耻骨前弯,在阴茎根与阴茎体之间。将阴茎上提时,此弯曲可消失变直。

女性尿道只有排尿功能。女性尿道短而宽,仅 2.5～5 厘米长,没有弯曲。男性尿道从膀胱出口部位开始就穿过前列腺,老年前列腺增生患者容易引起尿路梗阻、排尿困难;男性控制尿液溢出的阀门主要是位于前列腺尖部的外括约肌,另外在膀胱与尿道交界处有较厚的环形肌形成尿道内括约肌,起到辅助控尿作用。女性控尿阀门是由环状平滑肌肉纤维围绕着整个膀胱颈部和尿道上部内括约肌构成,没有明显的外括约肌。

因为尿道长,尿道弯曲,尤其是尿道穿过前列腺,老年男性前列腺增生会导致排尿困难、残余尿和尿液潴留,容易引起泌尿系统感染,促进膀胱结石的形成,老年男性膀胱结石的发病率明显高于女性。从肾和输尿管排到膀胱的结石,男性尤其是老年男性经尿道排出体外比女性更困难,嵌顿在尿道的风险更大。女性没有外括约肌,加之分娩对盆底肌肉张力的影响,容易引起压力性尿失禁,即在咳嗽、打喷嚏等腹压增高的情况下尿液不自觉溢出。

泌尿系统的功能

尿液是如何在肾产生的

尿液的产生是连续的、不间断的生理过程,是由血液流经肾时产生,包括了血液流经肾皮质内的肾小球的过滤过程和肾小管对原尿的重吸收过程。肾的血液供应(肾动脉供血)非常丰富,正常成人安静时每分钟约有 1200 毫升的血液流经两侧的肾,占我们心脏每分钟输出血量的 20％～25％,大约 27 分钟肾就能把全身的血液过滤一遍,过滤掉代谢产物和毒素的血液又经过静脉回流到心脏供人体利用。

肾动脉进入肾后血管越分越细,最后变成一个个肾单位,每个肾有 85 万～120 万个肾单位,每个肾单位包括肾小体(肾小球＋肾小囊)和肾小管两部分。肾小球恰似一个过滤器,它能将血液中多余的水分和废物过滤出来。血液流经肾小球时,血液中的成分除血细胞和大分子蛋白质无法通过肾小球的过滤外,尿酸、尿素、水、无机盐和葡萄糖等物质都会通过肾小球的滤过作用过滤到肾小囊中,形成原尿。正常成年人两侧肾每分钟可产生原尿约 125 毫升,24 小时可产生原尿约 180 升,这相当于人体血液总量的 30 多倍。原尿中包含了大量对人体有用的物质,当原尿流经肾小管时,原尿中对人体有用的全部葡萄糖、大约 99％的水分、钠、钾等部分无机盐,被肾小管的上皮细胞重吸收进入包绕在肾小管外面的毛细血管中,回流到血液供人体再利用。原尿经过肾小管的重吸收作用,剩下的水和无机盐、尿素和尿酸等就形成了人体排出的尿液。经过重吸收后正常成年人每昼夜的排尿量只有 1～2 升,也就是原尿量的 1％。尿液经肾乳头、肾盏、肾盂、输尿管到达膀胱,最后经尿道排出体外。图 1-9 是动脉和静脉血管在肾的分布示意图,图 1-10 为血液在肾形成原尿和尿液的过程模拟图。

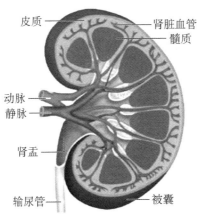

图 1-9 肾实质血管分布

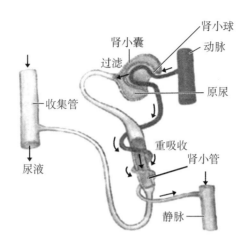

图 1-10　肾小球过滤形成原尿、肾小管重吸收形成尿液

除了产生尿液,肾还有什么功能

　　肾是维持人体生命和正常功能所必需的重要器官,肾通过尿液将人体代谢产生的废物和毒物排出体外,调控我们身体内体液的容量,使人体在正常饮食情况下既不水肿也不脱水。肾能够保留体液中各种对机体有用的营养物质和重要的电解质,如钠、钾、碳酸氢盐以及氯离子等,排出过多的水和电解质,尤其是氢离子,这样可以维持我们人体内环境和酸碱度的稳定,使新陈代谢正常进行。此外,肾还能产生多种具有生物活性的物质,肾分泌的内分泌激素主要有血管活性激素和肾素、前列腺素、激肽类物质,这些物质参加肾内外血管的收缩和舒张,调节血压;肾又能生成维生素 D_3 及红细胞生成素等,起到促进红细胞生成和调节钙磷代谢等作用。

输尿管不单纯是个管道

输尿管主要由平滑肌组成,具有自身蠕动的特点。输尿管平滑肌同心肌和胃肠道的平滑肌一样,也有起步点,能自发地产生动作电位,从而引起输尿管的蠕动。人体输尿管的起步点细胞位于肾小盏及其附着于肾实质的部分。输尿管的蠕动波每分钟发生 1～5 次,每次历时约 7 秒,每秒钟输尿管前进约 3 厘米。输尿管的下端斜行穿入膀胱三角区的两侧。当蠕动波到达时,引起输尿管出口的开放,尿液流入膀胱。输尿管的蠕动带着结石下行,结石刺激输尿管壁引起平滑肌痉挛便会导致绞痛。输尿管的蠕动节律和结石引起的阵发性疼痛相关。

膀胱的储尿和排尿功能

膀胱是空腔脏器,膀胱壁由平滑肌组成,我们称之为逼尿肌,具有很强的收缩和伸展性,分布有广泛神经压力感受器。膀胱位于骨盆内,沿肾而下的两侧输尿管在膀胱后壁进入膀胱(图 1-11)。膀胱下方与尿道相通,膀胱与尿道之间有括约肌,可以控制尿液的排出。膀胱逼尿肌和尿道括约肌的协同使人体控尿和排尿正常。因为膀胱的位置和解剖关系,正常成年人排尿后,膀胱内并非完全空虚,会有小于 15 毫升的少量残余尿。

膀胱内的尿液是如何排出体外的

当膀胱内的尿液储存到一定量时,就会产生下腹部涨憋和要排尿的感觉。随着膀胱内尿量的增加,膀胱扩张,膀胱壁的张力增加,膀胱壁内的牵张感受器受刺激产生充涨感觉。当膀胱内的尿量蓄积到 400～500 毫升时,膀胱的神经感受器就会通过盆腔神经传递信息到脊髓的排尿中枢,排尿中枢发出指令,命令膀胱壁的肌肉收缩,同时命令控制排尿阀门的肌肉打开,尿液就会通畅排出。图 1-12 为膀胱和尿道括约肌示意图。尿路梗阻,尿液残

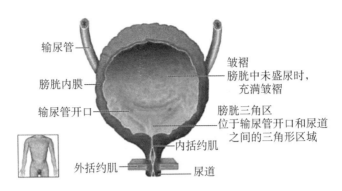

输尿管

皱褶
膀胱中未盛尿时,
充满皱褶

膀胱内膜

输尿管开口

膀胱三角区
位于输尿管开口和尿道
之间的三角形区域

内括约肌

外括约肌

尿道

图 1-11 膀胱、输尿管和输尿管开口的结构关系

留,易形成膀胱结石。脊髓横断损伤的患者,由于膀胱壁的感受器无法将膀胱内尿液容量信息传递到脊髓排尿中枢,脊髓排尿中枢的命令也无法传递到膀胱,膀胱壁的肌肉因无神经支配而松弛,我们称之为神经源性膀胱,膀胱的排尿反射消失,更容易引起尿潴留和膀胱结石。

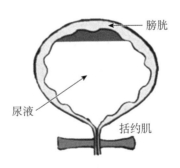

膀胱

尿液

括约肌

图 1-12 膀胱和尿道括约肌

尿液的质和量

血液、原尿、尿液中的成分有什么不同

血液流经肾经过肾小球滤过形成原尿,原尿经过肾小管重吸收形成尿液,三者所含成分如图 1-13 所示。

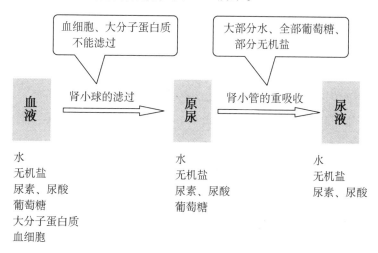

图 1-13　血液、原尿、尿液中的成分比较图

尿液的生成是断断续续的吗

膀胱的储存尿液功能,使人体能够间断排尿。但是尿液的生成是连续的,肾的血液持续不断,不停地产生原尿和尿液。一位正常的成年人每昼夜产生的尿量为 1500～2000 毫升,膀胱正常容量 300～500 毫升,当膀胱内尿量达到一定量后,通过神经反射排出尿液。

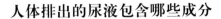

人体排出的尿液包含哪些成分

尿液中包含人体代谢产生的废物和毒素,为黄色或无色液体,正常尿液的颜色和饮水量有关。在正常饮食情况下,尿液中水分占 $96\%\sim97\%$,溶质中尿素占 $1/2$,氯化钠占 $1/4$,其余 $1/4$ 为各种有机物和无机物。尿液中含氮物质主要有尿素、尿酸、肌酸和肌酐、氨基酸和氨等,其他有机化合物主要有马尿酸、结合的葡萄糖醛酸、乳酸、β-羟丁酸、草酸和含硫的化合物等。尿液中的无机盐类主要是 Cl^-、Na^+、K^+ 和磷酸盐等电解质。尿液中仅有极少量蛋白质和糖,正常情况下尿常规检查是检测不出来的,如果在尿液中检测出蛋白质和糖可能为病理性,与糖尿病、肾炎等某些疾病相关。成人尿比重的正常值为 $1.015\sim1.025$,是反映尿液中溶质成分多少的指标。尿液浓缩时尿比重会增加。尿液的 pH 值即酸碱度的正常值在 $5.0\sim7.0$,受食物和某些疾病影响尿液 pH 值变动范围可达 $4.5\sim8.0$。

为什么多饮水尿量会增加

我们在下文会讲述通过多饮水多排尿来预防泌尿系统结石,为什么多饮水尿量就会增加呢? 尿量的多少主要取决于人体每天摄入的水量和由其他途径(如汗液和呼吸)排出的水量。在汗液和呼吸等排出水量不变的情况下,摄入的水量多时,尿量就增加。若由其他途径排出的水量增加,如环境温度升高或剧烈运动导致大量出汗时,则尿量就会减少。这是因为肾能够自动调节尿液的成分,大量饮水后,水分经肠道吸收进入血液就多,血液流经肾时过滤出的水分增多,肾小管重吸收的水分减少,尿量就会增多。当饮水量少时,排出的尿量减少,尿液中成石物质浓度就会升高,容易形成结石。当人体一天排出的尿量少于 500 毫升时,体内产生的废物就不能及时排到体外,因此我们每天应摄入足量的水分。

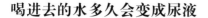

喝进去的水多久会变成尿液

人体饮水后,经过肠道吸收、肾过滤、肾小管重吸收等几个过程,一般需要 40 分钟左右变成尿液。个体不同,这个过程长短差别较大,短者不到 10 分钟,最长者甚至达到 120 分钟。尿液生成和血液渗透压有一定关系,钠盐摄入多,血液渗透压高,尿液产生就偏慢。尿液的生成是一个连续的过程,膀胱是储存尿液的器官,在排尿量正常的情况下无需特别在意喝水后多长时间去排尿这个问题。

正常成年人一天大概排尿几次

正常的成年人每昼夜产生的尿量为 1500～2000 毫升,膀胱正常容量 300～500 毫升。白天的小便次数为 5～8 次,晚上入眠后排尿次数正常为 0～1 次。当然,饮水量的多少,是否运动、出汗,气温高低都会对排尿次数和尿量的变化带来影响。如果排尿次数增多,而每次排出的尿量远低于膀胱容量则称为尿频。

怎么看尿常规化验单

尿常规化验是泌尿科最基本的检查,也是我们常说的血常规、尿常规、便常规三大常规检查之一。尿常规检查项目包括尿比重、尿液 pH、尿蛋白、尿糖、尿酮体、红细胞、白细胞等指标。尿常规检查可以发现身体的一些潜在的疾病,也可以通过结果判断疾病的严重程度。通过尿常规检查可以了解有无黄疸、尿路感染、尿路出血、蛋白尿以及尿糖等。

尿常规化验结果上常用"＋"表示异常,以"＋"多少表明异常程度。尿常规结果中白细胞(WBC)和上皮细胞阳性,多提示泌尿系统感染。红细胞(RBC)阳性提示有血尿。如果尿糖(GLU)阳性,需要进一步检查血糖除外糖尿病。如果尿蛋白阳性,有病理管型提示肾炎可能。

常见尿液的色、形、味异常

尿液的颜色、泡沫、味道是我们在排尿过程中能够直接看到和闻到的，有些患者常常是因为这些改变而到医院就诊。

尿液的颜色以清亮为好。尿液颜色发红多为血尿，许多药物和少数食物也可引起尿液颜色改变。血尿多呈鲜红色、洗肉水样或茶水样，用显微镜检查尿液，可以发现红细胞。泌尿系统结石、肿瘤、炎症及其邻近器官发生病变（如精囊炎）或某些全身性疾病（如血液病），都可以引起血尿。乳糜尿颜色呈乳白色，常见于丝虫病、腹腔肿瘤等压迫肾周围淋巴管，淋巴液进入尿液所致。如果尿色深黄如浓茶样，常见于胆红素尿，见于急性黄疸型肝炎患者。尿路感染患者尿液浑浊。

正常人排尿时产生泡沫是很常见现象，尿液中的泡沫是因为尿液表面张力增高形成的，尿液中的葡萄糖、胆红素、蛋白质和无机盐增多可以使尿液表面张力增强。泡沫尿不一定是身体出现了问题，如果短时间内消散且没有其他合并症状，不必过于担心，平时注意多喝水。如果泡沫较多且持续，建议进行相关检查。

有时我们尿液中会有特殊气味，也就是我们常说的尿骚味很重。原因很多，最常见的是饮水量过少尿液浓缩所致。泌尿系统感染如膀胱炎，或者尿液因在体内停留时间过长（尿潴留）在体内已被分解便会产生明显的氨臭味。当进食大蒜、洋葱或服用有特殊气味的药物时，尿液中也可带有这些物质本身的特殊气味。肾功能受损时，尿量减少也会引起尿液浓缩和有气味，需要进一步检查。

第二章

泌尿系统为什么会长结石

尿液浓缩过饱和,晶体相聚成晶核。

梗阻感染为帮凶,代谢饮食助波澜。

一石激起千层浪,积水肾衰危健康。

泌尿系统结石是现代社会常见疾病之一,泌尿系统结石这个古老又现代的疾病也呈现出发病率增高、治疗费用增加、复发率增高的特点。全面了解泌尿系统结石的病因学、流行病学和发病机制是有效治疗和预防的基础。

滴水可以穿石,尿滞可以成石。泌尿系统结石不是单一的疾病,流行病学调查显示结石的形成和性别、年龄、种族、遗传、环境、饮食习惯以及所从事的职业、所伴随疾病和泌尿系统本身疾病等都存在密切关系,而且往往是多因素联合作用的结果。概括起来,包括了泌尿系统局部因素、代谢因素、遗传因素、饮食因素、社会文化生活因素、环境因素六大方面(图 2-1)。

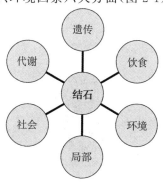

图 2-1　泌尿系统结石形成的多因素

　　泌尿系统为什么会长结石？这是一个极其复杂的问题，医学界目前尚没有完全研究清楚。我们站在预防和治疗的角度，对泌尿系统结石的形成过程、促进结石形成的各种危险因素进行论述，使大家了解泌尿系统结石是怎样形成的。另外，泌尿系统结石的复发风险基本上由结石的形成因素决定，因此，了解结石的成因对于结石的治疗和预防有重要的指导意义。

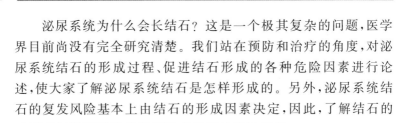

认识泌尿系统结石

什么是尿石症

　　泌尿系统结石也称作"尿路结石"或"尿石症"。在泌尿系统的肾脏、输尿管、膀胱、尿道等任一器官或多个器官出现的结石均可定义为泌尿系统结石。泌尿系统不同部位和不同病因引起的结石其处理方式不尽相同。各种原因引起尿量减少或者尿液中的草酸钙、磷酸钙、尿酸、磷酸镁铵等物质增多，尿液中成石盐处于过饱和状态，尿液中溶解的离子或者分子就会从尿液中析出形成晶体或者晶核。未被尿液冲走的晶体或者晶核可附着在上皮，结晶体围绕晶体核在局部聚集逐渐形成泌尿系统结石。图 2-2 为草酸钙结晶形成的结石。血尿和疼痛是泌尿系统结石常见症状，

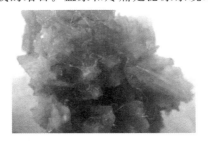

图 2-2　草酸钙结石

结石梗阻可导致感染、肾积水和肾功能损害。

人类对泌尿系统结石的认识过程

结石的发病原因极为复杂,而且结石形成的危险因素也呈动态变化。

在古代,人们认为尿路的疾病是由痰、暴躁和空气引起的。2400 多年前,希波克拉底注意到结石的形成和尿液有关系,推荐大量饮水来预防治疗结石;1800 多年前,古罗马医师提出结石病可能与遗传、种族、气候、饮食、饮水、饮酒、痛风、风湿病以及代谢病有关的假设。18 世纪,Morgagni 发现膀胱结石伴有肾和输尿管的脓尿,提出了结石感染的概念,Scheele 从肾结石中分离出尿酸,Wollaston 准确地描述了草酸钙、磷酸镁铵和胱氨酸结石,人们对结石的认识逐渐系统和科学。19 世纪,随着结石化学分析方法的出现,人们对尿液溶解度、尿液中异质结晶作用、草酸钙、尿酸、变形杆菌感染和结石的形成有了进一步认识。20 世纪,泌尿系统结石的基础研究和治疗发生了许多重要性突破:证实了尿素酶是感染性结石形成的基础,明确了细菌在结石形成中的重要性;指出了代谢紊乱和结石的关系,明确胱氨酸尿症、高钙尿症、高草酸尿症、痛风与结石的关系;证实丙氨酸-乙醛酸转氨酶(AGT)缺陷是原发性高草酸尿症 Ⅰ 型的病因;发现低枸橼酸尿症是肾结石的常见原因之一,并将枸橼酸钾用于肾结石的治疗。这一时期,泌尿系统结石在治疗上也出现了革命性的变化:1941 年 Rupel 和 Brown 通过预先建立的肾实质通道取出肾结石;1968 年 Smith 和 Boyce 进行了根据肾解剖特点选择切口的肾实质切开取石术,减少术中出血和术后肾功能的影响;1972 年德国道尼尔公司(Dornier)和慕尼黑大学泌尿外科开始研究冲击波治疗肾结石,并于 1980 年首次应用体外冲击波碎石(ESWL)技术治疗肾结石患者;1978 年 Lyon 用小儿膀胱镜检查了成人的下段输尿管,开启了输尿管镜的改进和观察拓展之旅;1980 年 Perez-Castro 将输尿管镜检查向上延伸到肾盂;1981 年 Alken 等报道经皮穿刺超声波粉碎肾结石。这使 1979 年 Smith 等提出的"腔内泌尿外科学"概念进一步丰富。泌尿系统结石的治疗从体外到体内微创,从尿道口延伸到肾盂、肾盏。

中医学(祖国医学)对泌尿系统结石的认识和治疗也做出了重要贡献。中医学中的"淋"即属于现代医学中尿路结石的范畴。2000 多年前,《黄帝内经·素问》中就有了关于"淋"的记载,汉代张仲景和华佗、隋朝《诸病源候论》等对淋症所致血尿、排尿梗阻、疼痛难忍以及排出结石等症状有形象的描述。中医学认为"石淋"及"砂淋"的病因和病机主要与肾虚和下焦湿热有关。治疗上采用标本兼治的方法,一是滋阴清热以治其本,二是利水通淋以治其标。采取具体治疗方案时,如果患者口渴,则属热在气分,宜清肺泻火,淡渗利水;如果患者不口渴或口渴不严重,则属热在血分,宜进行滋阴清热,通淋泻秘治疗。中医学在尿石症发病、诊断和治疗方面都积累了丰富的经验,总结了大量行之有效的方药和方剂。

现代生物化学、物理化学的发展使人们对结石基本病因、结石成分有了更进一步的认识。目前,形成结石的相关基因、成石因素和抑石因素的研究成为泌尿系统结石的重点研究领域。

结石里边是什么,和马路边的石头有区别吗

自然界常见的石头一般由碳酸钙和二氧化硅组成。泌尿系统结石(尿石)由晶体和基质组成,绝大部分为晶体成分。根据结石组成的晶体成分是否含钙,我们可以将之分为含钙结石和非含钙结石,大多数的结石都是含钙结石。草酸钙结石、磷酸钙结石、碳酸磷灰石、碳酸钙结石都是含钙结石。不含钙的结石包括胱氨酸结石(图 2-3)、黄嘌呤结石、尿酸/尿酸盐结石、磷酸镁铵结石、基质结石/纤维素结石等。

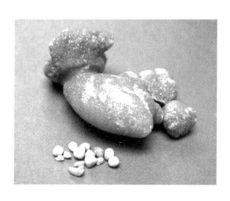

图 2-3　肾胱氨酸铸型结石

泌尿系统结石流行病学

全球发病情况

尿路结石是泌尿外科最常见的疾病之一,在泌尿外科住院患者中占居首位。泌尿系统结石的发病率和地理位置、气候环境、种族、饮食习惯和遗传等因素有相当大的关联。结石在全球有三大高发区,居首的为美国,中国和泰国居其次,英国和地中海地区为第三。据估算,有 5%～10% 的人会在其一生中至少发生 1 次泌尿系统结石。近来,泌尿系统结石的发病率呈总体增高之势,在过去的 20 年有些地区泌尿系统结石的患病率增加超过了 37%。

我国发病情况

我国是世界上泌尿系统结石三大高发区之一,平均发病率达到 6.5%,南方有些地区高达 11.6%。我国地大物博,受地域和自然环境影响,南北地区尿路结石的发病率差异较大。南方地区和沿海诸省市区尿路结石患者可占到泌尿外科住院病人的50%以上,北方诸省如黑龙江、青海、甘肃等尿路结石患者占泌尿外科住院人数的11%,中部各省的发病情况介于两者之间。

泌尿系统不同器官结石的发病情况

泌尿系统各器官部位结石的发病情况不同。以发病时结石所在器官部位为标准,肾结石占到40%,输尿管结石占40%,膀胱结石占17%,尿道结石仅占3%。但是,大部分的输尿管结石、膀胱结石和尿道结石其根源是肾脏结石随尿流下降而来。不同部位的结石(图2-4)形成原因不尽相同,对人体带来的危害亦不同,在治疗方法和预防策略上也有所差别。

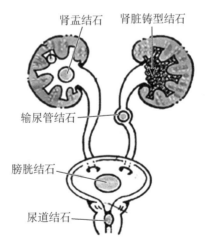

图2-4 泌尿系统不同器官部位结石示意

泌尿系统结石是如何形成的

形成过程

尿液是在肾产生的。血液流经肾时经过肾小球滤过作用形成原尿，原尿经肾小管重吸收后剩余部分即为尿液。尿液是由水、无机盐、尿素和尿酸等组成的溶液，尿液中的草酸钙、磷酸钙、尿酸、磷酸镁铵无机盐等过饱和，析出形成结晶，聚集形成结石。

结石形成的原始器官主要是肾和膀胱，输尿管的结石多是已成结石降落或者尿液将已经形成的矿物质结晶冲到输尿管聚集所致。虽然泌尿系统结石形成的原因很复杂，但其形成过程一般需要经过以下步骤：晶核形成、结晶生长、结晶聚集、结晶滞留，最后形成结石。

各种导致结石形成的因素通过尿液浓缩或者尿液中的无机盐、尿素和尿酸升高达到过饱和状态，尿液中晶体分子的热运动使多个分子簇集成团形成晶粒，尿液中固体杂质微粒的存在以及有机质表面的粗糙部位提供了结晶分子簇集的中心点，尿液中的细胞碎片、上皮和其他物质也会以粗糙部位为中心聚集形成晶核。

晶核形成后，就形成了晶核和尿液之间的晶液界面。尿液中能够组成晶体的物质就会按照晶体结构方式在晶核表面堆积生长形成晶体。在尿液中要形成约 200 微米大小的晶体至少需要90 分钟或者更长的时间。晶体的形成部位在肾乳头和集合管，尿液的形成是连续的而且流速很快，根据晶体形成所需要的时间和尿液流速推断，即使尿液中形成了晶核，绝大部分也会被尿液冲走排出体外，要形成结石就需要结晶的快速聚集。

　　尿液中的结晶可借助化学或者电学的驱动力快速聚集,围绕晶核聚合成较大的晶体颗粒簇,这个过程发展很快,甚至在未饱和的尿液中也可以形成体积较大的结晶聚集体。虽然尿液中晶体形成较慢,但结晶快速聚集形成的聚集体就可能堵塞肾脏集合管和肾乳头管管腔,为进一步形成结石创造条件。

　　结晶聚集体比较脆弱,即使阻塞集合管仍有大部分被尿液冲走,残留的结晶聚集体在细胞外基质的黏合作用下附着于受损的肾小管上皮细胞上,避免被流速较快的尿液冲走。一旦晶体黏附完成,小分子的结晶慢慢长大,最后会形成肉眼可见的结石,进而影响肾脏功能,破坏人体肾脏结构。

　　泌尿系统结石的形成就像我们的自来水管道长水垢一样,水中的杂质沉积附着在管壁,没被水流冲走,长时间排泄不出去,就会越来越大、越来越硬。当我们往水里面放入固体食盐,少量盐可以很快溶解在水里,随着加入的食盐量越来越多,超过了一定的浓度,多余的盐就会以结晶的形式析出。人体也是一样,平常身体如果水分不足,尿液中的成石物质浓度增高就会结晶聚集形成小结石。

泌尿系统结石形成的危险因素

　　泌尿系统结石的形成是一个复杂的过程,需要很多理化因素的参与和推动,人体内的结石抑制因子也无时无刻地发挥着作用,为什么泌尿系统结石仍然有那么高的发病率,治疗后仍然有那么高的复发率? 这需要从环境因素、个体因素、泌尿系统因素以及尿液的成石因素进行讨论。

　　环境因素包括自然环境和社会环境,气候条件和地理位置属于自然环境,社会经济水平和饮食文化属于社会环境。生活在炎热的广东的人群比生长在寒冷的黑龙江人群患结石的概率要大;

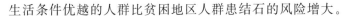

生活条件优越的人群比贫困地区人群患结石的风险增大。

年龄、性别、职业、种族、遗传、饮食习惯、是否患有某些代谢性疾病和服用某些药物这些具有不同个体特点的危险因素,我们可以归类为个体因素。男性发病年龄高峰为 35 岁,女性发病有30 岁及 55 岁两个高峰期。从男性性别遗传特点和从事工作性质来说,泌尿系统结石发病男性多于女性。结石患病率存在种族差异,美国白种人患病率是亚洲人的 3~4 倍。胱氨酸结石是罕见的家族性遗传性疾病,为尿液中排出大量胱氨酸所致。饮食中动物蛋白增多,纤维素减少,促进尿路结石形成。长期卧床患者,甲状旁腺功能亢进患者会引起钙的再吸收增多及肾小管性酸中毒等,可使尿钙排出增加。痛风患者尿液持续酸性,慢性腹泻及一些使用利尿药的患者尿酸排出增加,易形成结石。内源性合成草酸增加或肠道吸收草酸增加,可引起高草酸尿症。

泌尿系统梗阻、感染、肾脏损伤、异物等是形成结石的重要危险因素。泌尿系统疾病及器官结构异常可引起梗阻部位尿液流速较慢,晶体或基质易在此部位沉积聚集形成结石。尿液滞留也易继发尿路感染,有利于结石形成。磷酸钙和磷酸镁铵结石与泌尿系统感染和梗阻有明确的关系。

上述各种因素导致泌尿系统结石的形成主要是通过尿液及成分的变化来实现的。这些变化包括尿 pH 也就是酸碱度降低或升高、尿草酸增高、尿钙增高、尿酸增高,尿中促进结石形成的物质增加包括尿结晶、TH 蛋白、细胞分解产物、磷脂、细菌等,以及尿中抑制结石形成物质(包括焦磷酸盐、枸橼酸、镁离子、双膦酸盐、肾钙素、糖胺多糖、非聚合性 TH 蛋白等)减少等。

总之,尿路结石的形成因素非常复杂,单因素或多因素相互作用、相互促进导致尿液中成石的成分增多、抑制结石的成分降低,促进结石的形成。

环境因素与泌尿系统结石

为什么我国南方泌尿系统结石患病率高

自然环境是由水土、地域、气候等自然事物所形成的环境。我国泌尿系统结石的发病呈现南高北低的特点,泌尿系统结石的高流行地区主要在南方,广东省珠江三角洲地区。根据结石患者在泌尿外科住院的比例调查结果,黄河以北结石患者占住院比例低于14%,长江以南提高到22%~45%,个别省市甚至可达50%以上。南方泌尿系统结石发病率高与南方地区日照时间长、湿热,人体大量出汗易导致尿液浓缩有关,机体产生和结石形成相关的维生素 D_3 增多、环境温度高引起的高温出汗、水分丢失、尿量减少等因素有关。南北方发病率的差异证实了环境、气候条件在结石形成中的作用。并且,南方人常食海鲜,喜用动物内脏煲老汤(富含嘌呤),容易形成尿酸结石。

夏季结石发病为什么会增多

炎热的夏季是泌尿系统结石病最容易发病的季节。高温天气,人体出汗较多而体内水分不充足,尿液浓缩使晶体过饱和,促进晶体形成聚集。大部分结石患者不喜欢喝水,加重了结石的形成;夏天光照时间长,人们着装通常是短袖、短裤,使身体暴露于阳光之下的面积明显增多;夏天紫外线强烈,照射肌肤有利于体内维生素 D 和维生素 A 的合成,维生素 D 和维生素 A 可促进小肠对钙离子吸收,导致血钙增高,尿液中排泄钙就会随之增多,提高了尿石症的发病率;夏夜漫长,夜宵成"推手"。泌尿系统结石的形成与进食晚餐太晚有关,食物中的钙进入人体后除部分被吸收利用外,多余的钙就会从尿液中排出。人体排尿高峰期一般在进餐后的 4～5 小时,如果晚餐吃得过晚,吃完就睡觉,人体尿液中排钙高峰时不能摄入适量的水分,尿液的钙含量就会增多,易产生尿路结石。

美国医学家对到沙漠地区换防的部队士兵进行研究,显示这些士兵在夏季肾绞痛症状的发作频率明显增加,夏季换防者尿液钙含量增加,而寒冷季节换防到沙漠地区的士兵则没有尿钙增加。由此推测气候和地理环境通过温度和日照影响结石的发病。

社会经济生活条件对结石形成的影响

泌尿系统结石的形成和社会生活条件有一定的关系。发达国家、发展中国家、贫穷的国家和地区不但结石的发病情况不同,而且结石的成分也不尽相同。社会发达地区,人们的生活富裕,居民饮食中蛋白质和糖类(碳水化合物)比例较高,上尿路结石的发生比例就较高。动物蛋白摄入过高会使儿童膀胱结石增多,饥饿的儿童易患因营养不良导致的膀胱胱氨酸结石。每当社会处于剧烈动荡,战争爆发、瘟疫流行、人民流离失所之时,下尿路结石的发病率就会上升。社会经济条件对结石发病的影响,与饮食结构的变化有一定关系。

职业与泌尿系统结石

人类个体所从事职业和泌尿系统结石的发生有着密切关系,工作暴露于炙热环境使人体出汗脱水是泌尿系统结石的职业危险因素。我国针对同一地区不同职业人群结石患病率的研究显示:农民的泌尿系统结石患病率最高,这主要是因为农民多在野外田间从事体力劳动,出汗多,使大量水分蒸发,加之饮水少,尿液浓缩,容易形成结晶体。其次是司机职业,无论是出租车司机还是公交车司机,其在岗位工作时间长,寻找厕所困难,不敢大量饮水,饮食不规律,排尿次数少是其容易患结石的主要原因。工人群体中矿工及炼钢、炼铁炉前工结石发病率高,这与他们饮水少或者出汗多的工作环境相关。教师也是结石的高危人群,除了饮水少的因素外,久坐备课和久坐批改作业也是易患结石的因素。暴露于高危环境中的职业人群,尿量减少,尿液 pH 值降低,尿酸水平增加,尿比重增加,从而形成结石的风险增加。

随着科技进步,人工智能的发展,代替了部分繁重和危险的体力劳动,泌尿系统结石的职业发病风险也会有所改变。

性别与泌尿系统结石

为什么泌尿系统结石发病男性多于女性

泌尿系统结石的发病率男性大于女性,男性发病率大约是女性的 2~3 倍。为什么男性的发病率高呢?这和基因、遗传、职业、饮食习惯及女性的雌激素等相关。男性的基因中带有 3 个或 3 个以上的易患结石的等位基因就容易发病,而女性至少需要携带 4 个易患性等位基因才有结石形成的危险;遗传学研究显示女性泌尿系统结石患者的下一代男性更容易患结石;男性从事体力型工作的比例远比女性多,繁重、高危、野外等性质的体力活动使男性出汗多、饮水少,易导致尿液浓缩促进结石形成;男性更喜饮酒或者酗酒的比例较高,长期大量饮酒与尿液中草酸成分及浓度有着极为密切的关系,尿液中草酸浓度升高促进结石生成;女性体内的雌激素可以增加尿中抑制结石物质枸橼酸盐的含量并抑制甲状旁腺激素活性,降低尿中钙的浓度,减少泌尿系统结石的形成。女性尿液中草酸钙和透钙磷石的饱和度较低。

近年来,一项针对美国结石住院患者的分析表明,成年男性和女性的结石发病率差异正在缩小,两者的性别差异从 1997 年的 1.7:1 降至 2002 年的 1.3:1。

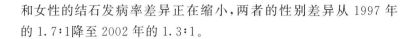

年龄与泌尿系统结石

肾结石主要发病于中年人群,20 岁之前发生泌尿系统结石相对少见,30—50 岁是尿石症的高发年龄段。40—59 岁男性中发病率最高。女性结石症发病有两个高峰期:25—40 岁和 50—65 岁。50—65 岁为女性更年期,卵巢功能逐渐衰退或丧失,雌激素水平下降。更年期女性对钙质的吸收能力减弱,人体需要动用骨骼这一钙库分离出钙离子来支援血钙,维持人体正常的生命活动,从而导致尿钙浓度升高、骨钙流失、骨质疏松。在 50 岁之前,女性的尿钙水平比男性低,50 岁以后两性的尿钙水平基本相同。接受雌激素治疗的绝经女性,尿钙和草酸钙的饱和度比未治疗的女性低。

我国对不同地区、不同年龄尿石症的发病情况进行了大量的流行病学调查研究。一项对上海浦东地区某医院 641 例泌尿系统结石患者的调查,显示患者发病年龄分布较广,20 岁以下的青年患者和 75 岁以上的高龄患者所占比例较低,30—54 岁的中青年患者所占比例接近 70%,30—44 岁患者占 33.85%,45—54 岁患者占 35.10%。20 岁以下人群中,2—6 岁的儿童泌尿系统结石的患病率相对较高,这与同时期儿童易反复发生尿路感染,尿路的先天畸形尚未得到及时有效治疗有关。

种族与泌尿系统结石

不同种族泌尿系统结石的发病率有较大区别。美国男性结石患病率最高者为白种人,西班牙人患病率是白种人的 70%,亚洲人患病率是白种人的 63%,非洲裔美国人患病率是白种人的 44%。美国女性中,白种人患病率最高,而亚洲女性最低(约是白种人的 50%)。有趣的是,尽管结石病患病率存在种族差异,同一地理区域的白种人和非白种人结石患者代谢异常的分布不同,但代谢异常的发生率相当接近。

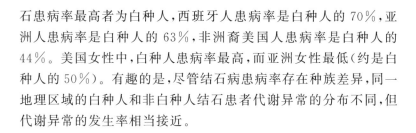

遗传因素与结石形成

泌尿系统结石的家族遗传性

20 世纪 90 年代初,医学界开始了"人类基因组计划",基因测序技术的远期目标可以使人类锁定病变基因,提前进行预防和治疗。目前,基因测序相关产品和技术已经应用到临床。

泌尿系统结石确实存在某些家族高发和遗传的现象。一些代谢性疾病,例如原发性高草酸尿症,是由影响特定酶途径的基因突变所致,对于常见的草酸钙结石,其患病风险也是可以遗传的。同没有泌尿系统结石家族史的患者相比,有结石家族史的患者其患尿石症的风险要高出约 2.5 倍。迄今发现 30 余个基因的突变与肾结石形成相关,这些突变可解释约 15% 的肾结石病例。Gee 等选取 348 例肾结石患者进行基因测序,发现 $SLC26A1$ 的双等位基因突变可能造成常染色体隐性孟德尔遗传形式的肾结石病;$ATP6V1B1$ 突变可造成常染色体隐性远端肾小管性酸中毒,与复发性肾结石患者的尿液酸化缺陷相关,并促进含磷酸钙成分结石形成;Oddsson 等科学家对全基因组测序发现 $ALPL$ 基因及 $CASR$ 基因与肾结石发病率相关;而 $SLC34A1$ $p.Tyr489Cys$ 及 $TRPV5$ $p.Leu530Arg$ 这两项罕见变异体基因与复发性肾结石发病相关。科学家 Lu 等发现 $SLC26A6$ 基因在草酸转运中发挥重要作用,非同义单核苷酸多态性 rs184187143 与结石风险相关,C 等位基因携带者的肾结石发病风险为 G 等位基因携带者的 6.1 倍。

对于多基因遗传性肾结石病,虽然已提出许多相关的致病基因,但其致病基因图谱目前尚未明确。按照多基因遗传病的累积效应,在一个家族中,患尿石症的亲属人数越多,则对于该家族中的任一成员来讲,其形成结石的危险性越高。

哪些和尿石症有关的疾病会遗传

明确的遗传性结石疾病只占肾结石的少数,胱氨酸尿症和原发性高草酸尿症都属于常染色体隐性遗传疾病。常染色体是指除性染色体以外的染色体,人类的 23 对染色体中,有 22 对是常染色体,有 1 对是 X 和 X 和 X 或 Y 染色体组成的性染色体,性染色体决定人类的性别。常染色体隐性遗传疾病就是致病基因在常染色体上,基因性状(Aa)是隐性的,只有基因性状为纯合子(AA)时才会发生结石。原发性远端肾小管性酸中毒为常染色体显性遗传性疾病,即基因性状为显性,只要有引起此病的基因的存在就会发病。痛风和原发性黄嘌呤尿症也是遗传性疾病。最常见的含钙结石也常表现有家族高发性,30% 的患者有家族史,而且有家族史的患者复发率更高。草酸钙结石为多基因遗传性疾病,基因的异常导致尿钙、草酸、尿酸的增加,以及抑制因素如镁和枸橼酸的减少,多因素共同促进结石的生长。

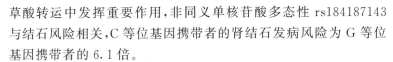

代谢疾病与泌尿系统结石

泌尿系统结石是由人体尿液中的代谢产物形成,代谢因素和结石有着密切的关系。肾结石患者伴随很高比例的代谢异常,低枸橼酸尿症占 60.0%,高钙尿症占 40.8%,高草酸尿症占

24.2%,高尿酸尿症占 16.5% 和高尿酸血症占 13.5%。草酸代谢异常会导致原发性、肠源性和继发性的高草酸尿症,基因突变导致肝脏的特定酶产生障碍,肝脏无法正常分解草酸盐和饮食中存在过多草酸盐是引起草酸代谢异常的病因。钙代谢异常包括高血钙性高钙尿症、正常血钙性高钙尿症,常见疾病有原发性甲状旁腺功能亢进症、维生素 D 中毒、结节病、恶性肿瘤、皮质醇症、远端肾小管性酸中毒、饮食性高钙尿症和特发性高钙尿症等。胱氨酸代谢异常会导致胱氨酸尿症。尿酸代谢异常会导致嘌呤的形成增加或者嘌呤的再利用障碍,其发病和人体与嘌呤或者焦磷酸相关的酶缺乏或者亢进有关。枸橼酸代谢异常会引起低枸橼酸尿症。这些代谢异常会导致尿液中成石成分增加,抑制结石成分减少,从而促进结石的形成。

高钙血症

身体内的钙大约 99% 存在于骨骼和牙齿中,分布在血液、细胞间液及软组织中的钙只占 1%,但血液中钙浓度的维持对人体正常的生命活动有着至关重要的作用。钙对于保证骨骼和牙齿的正常生长发育,以及维持骨骼和牙齿的健康有重要的作用;钙参与调节神经肌肉的兴奋性,低钙会引起肌肉抽搐;钙参与促进人体内多种激素和神经递质的释放,对于组织器官生化代谢顺利进行有重要的调节作用;钙是血液凝固过程当中所必需的凝血因子,参与血液凝固过程,对于正常的凝血起着重要的调节作用。人体通过分泌甲状旁腺激素、维生素 D、降钙素等多种激素来控制胃肠道对钙的吸收和肾脏对钙的排泄来调节血钙的平衡。

引起高钙血症的原因很多,甲状腺、肾上腺疾病,恶性肿瘤,钙摄入过多,维生素 A 或者 D 摄入过多都可能引起高钙血症,最常见的是原发性甲状旁腺功能亢进症。甲状旁腺功能亢进症可导致骨钙大量溶解排出并促进肠道钙的吸收引起高血钙和高尿钙。

高钙血症会影响消化系统、泌尿系统、神经系统、骨骼系统等器官。泌尿系统常见的表现为肾结石,约见于20%的甲状旁腺功能亢进症患者。血钙升高,从肾小球滤过的钙增多,肾小管远端因抑制作用对磷的吸收也减少,致使尿液中钙和磷的排出量增多,尿钙和尿磷排出增加,可导致肾小管损伤,引起肾小管水肿、坏死、基底膜钙化,有利于结晶体附着。磷酸钙、草酸钙等钙盐沉积而形成肾结石、肾钙化。肾结石可诱发尿路感染,或者引起尿路梗阻,可导致肾功能逐渐减退,引起肾功能不全。

高钙尿症

含钙结石占泌尿系统结石的86%以上,高钙尿症是泌尿系统结石生成与复发的重要的和最常见的代谢异常。高钙尿症是一种以尿钙增高、血钙正常或者增高,伴有尿路结石、血尿的一种综合征。由于遗传、饮食、维生素D代谢异常等因素而导致钙摄取增加或肾小管对钙的重吸收减少,尿钙增高,结石形成。通过检测在正常饮食的情况下24小时尿钙排泄量,可以判断是否患有高钙尿症。草酸钙结石的患者中由高钙尿代谢异常所致者占30%~60%。

高钙尿症从病因来说可以分为以下几类:特发性高钙尿症在儿童多见,病因并不完全清晰,有学者认为此病具有家族高发性,可表现为常染色体显性遗传,但也有学者认为和家族成员有共同饮食因素及环境因素有关;肾性高钙尿症主要为经过肾小球囊滤过的钙因为肾小管本身病变在肾小管重吸收障碍;吸收性高钙尿症是由于肠道对钙选择性吸收过多,继之血钙轻度升高,肾小球滤过钙增加并抑制甲状旁腺的分泌,使得肾小管对钙的重吸收减少(尿钙增加),肠道钙吸收增加的机制尚不清楚,因为即使低钙饮食也能使肠钙吸收增加;再吸收性高钙尿症多是由原发性甲状旁腺功能亢进引起,患者分泌甲状旁腺激素增多,一方面促进破骨细胞活动,骨钙溶解导致血钙升高,另一方面促进肠道对钙吸收增加而导致血清钙增高,肾小球滤过钙增加,易形成草酸钙或者磷酸钙结石,经过手术切除甲状旁腺腺瘤治疗可以使血钙降低。

引起高钙尿症的常见疾病与因素有甲状旁腺功能亢进症、高维生素 D 症、某些恶性肿瘤、制动综合征、肾小管性酸中毒、肾移植术后、长期卧床患者、糖皮质激素过多、特发性高钙尿症等。

高草酸尿症

高草酸尿症是患者尿液中草酸盐浓度过高的慢性疾病,高草酸尿症既可以由遗传而得,也可以因为富含草酸盐饮食引起。

正常情况下,通过食物摄入的草酸盐会在肝脏加工处理,并被肾脏排出体外。原发性高草酸尿症是一种常染色体隐性遗传病,由于患者肝脏过氧化丙氨酸-乙醛酸盐氨基转移酶的缺乏,肝脏无法正常分解草酸盐,尿液中草酸盐过多,导致肾脏近曲小管重吸收障碍、肾结石形成、肾脏钙沉着症、进行性肾衰竭和佝偻病等疾病。其临床表现为高草酸尿症和反复尿路结石。目前研究发现原发性高草酸尿症与氯离子通道基因 CLCN-5 变异有关,共发现了其 35 种突变形式。

继发性高草酸尿症的原因包括维生素 C 的过量摄入、饮食中草酸及其前体物质的过量摄入、饮食中钙的摄入减少、肠源性高草酸尿症和维生素 B_6 缺乏等。肠源性高草酸尿症常见于小肠切除手术后的患者,食物在消化过程中因小肠过短,草酸不能与钙充分结合形成草酸钙随大便排泄,同时消化功能减退以后消化道内脂肪酸、胆酸增多,它们和肠道内的钙结合,使草酸在肠道内无钙可结合,导致游离草酸增加,游离草酸被肠道大量吸收后进入血液经尿排出,尿中草酸明显增加。

痛风患者不仅尿酸升高,尿中草酸浓度也升高,特发性草酸钙结石患者血尿酸浓度也比正常人增高。含钙结石患者中,尿酸和草酸钙组成的混合性结石占有很大的比例。高尿酸尿和高草酸尿形成结石的风险比高钙尿症性含钙结石形成的风险更大。含嘌呤丰富的食物摄入过多、肾小管排泌尿酸异常可以引起高尿酸尿症，尿酸可诱导草酸钙晶体形成晶核。同时尿酸钠可以吸附抑制草酸钙晶体生长的物质，减少了结石抑制物的活性，因此，高尿酸尿状态下也容易形成草酸钙结石。

嘌呤代谢异常

嘌呤其实是英文单词 Purine 的音译，嘌呤对人体的能量供应、代谢调节和组成人体代谢所必需的辅酶起着十分重要的作用。它是分子式为 $C_5H_4N_4$ 的无色结晶有机化合物，在人体内嘌呤会经过一系列的代谢变化，最终氧化分解变成尿酸（即 2,6,8-三氧嘌呤，$C_5H_4N_4O_3$）。人体内的尿酸 2/3 从尿中排出，1/3 从肠道排出。嘌呤不但易生成尿酸钙结晶，并且能增加体内草酸的生成。

嘌呤的来源分为内源性嘌呤和外源性嘌呤两条途径，人体80％嘌呤来自体内核酸的氧化分解，外源性嘌呤（占总嘌呤的20％）主要来自食物摄取。嘌呤增高可以引起机体轻度的代谢性酸中毒，使尿液呈酸性，促进尿酸结石的形成。高尿酸血症（痛风）是一种由嘌呤代谢紊乱，尿酸排泄障碍所引起的疾病，患者应该控制高嘌呤食物的摄入。

嘌呤代谢异常主要是体内特异性酶的缺陷使得人体对嘌呤合成的抑制作用减少，从而嘌呤合成增多，致使其终末产物尿酸大量蓄积体内，出现高尿酸血症，并引起中枢神经系统功能异常。嘌呤代谢异常在小儿时期主要见于雷-尼综合征。患儿出生后可能在尿布上有橘黄色沙粒状的尿酸结晶，或有血尿、尿路感染、泌尿系统结石等。患儿 6～8 个月时开始出现神经系统症状，如手、足、面部的不自主运动，表现为舞蹈手足徐动，智力低下、有攻击性行为。如不及时治疗，患儿多在 10 岁以前因肾功能不全而死亡。

胱氨酸尿症

胱氨酸类结石在所有尿路结石的占比并不高,不到 1%。胱氨酸尿症是一种肾小管的遗传性缺陷疾病,由于肾小管重吸收胱氨酸减少,尿中胱氨酸含量增加,从而引起尿中胱氨酸浓度呈现过饱和状态,胱氨酸在酸性尿中溶解度很低,当它的浓度超过其溶解度时就析出结晶,形成胱氨酸结石。胱氨酸尿症最常见的症状是肾绞痛,通常发病年龄在 10－30 岁。结石引起尿路梗阻可导致反复泌尿系统感染和肾衰竭。胱氨酸结石(图 2-5)的主要发病部位为肾盂和膀胱,为黄褐色鹿角状或圆形,其不含钙能够透过 X 线。

目前研究发现胱氨酸尿石症患者中存在 $SLC3A1$ 基因组 DNA 的 40 种突变和 $SLC7A9$ 基因的突变。

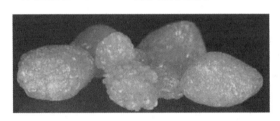

图 2-5　胱氨酸结石标本

枸橼酸代谢异常

枸橼酸不但是抑制泌尿系统结石形成的重要物质,也是我们体内能量代谢(三羧酸循环)的重要参与者。在柑橘类水果中有丰富的枸橼酸。枸橼酸主要通过以下三个方面抑制结石形成:①枸橼酸能够和钙离子结合形成溶解度很高的枸橼酸钙络合物随尿液排出,减少了易致结石的磷酸钙和草酸钙的生成;②直接抑制草酸钙、磷酸钙结晶生长和聚集;③碱化尿液,有利于溶解酸性结石。

多种病因可以引起尿液中的枸橼酸浓度降低：①肾小管性酸中毒时，细胞内的氢离子浓度升高，尿液酸性增加会导致尿钙增高和尿液枸橼酸浓度降低；②各种原因引起的慢性腹泻会导致小肠对枸橼酸的吸收减少；③使用噻嗪类利尿药患者，血液中钾、尿液中钙及枸橼酸均会降低，造成低钾血症及低枸橼酸尿；④尿路感染时，细菌可分解氨为铵及羟基离子并使尿液碱化而减少磷酸钙的溶解度。持续的泌尿系统感染可以产生枸橼酸裂解酶，降低尿液中枸橼酸的浓度；⑤甲状旁腺功能亢进可使甲状旁腺激素分泌增加，尿液枸橼酸浓度降低，促进泌尿系统结石形成；⑥动物蛋白富含硫氨基酸，硫氨基酸在体内氧化会产生酸性的硫酸盐，酸性负荷增加会导致碱性的枸橼酸盐在尿中排泄降低，尿液 pH 降低和尿中尿酸的含量增加，有利于尿酸结晶形成。

肥胖和代谢综合征

肥胖并不是指单纯的体重增加，而是人体内脂肪组织积蓄过剩的状态。食物摄入过多或机体代谢的改变会导致体内脂肪积聚过多造成体重过度增长并引起人体的一系列改变。肥胖增加心血管疾病、癌症的风险，影响消化系统、内分泌系统的功能。世界卫生组织通过体质指数（BMI）来界定肥胖，体质指数［体重（千克）除以高（米）的平方］为 25.0～29.9 为超重，大于等于 30 为肥胖。代谢综合征是一组以肥胖（尤其是腹型肥胖）、高血糖、高血压、血脂异常、高血黏稠度、高尿酸、脂肪肝和高胰岛素血症等代谢紊乱，严重影响机体健康的临床症候群。代谢综合征受遗传和环境的双重影响，是不良生活方式、营养过剩、肥胖导致人体的蛋白质、脂肪、碳水化合物（糖类）等物质发生代谢紊乱的病理状态。

肥胖及代谢综合征人群泌尿系统结石的发病率有明显升高。在美国，尿石症患者中肥胖和超重者是其他人群的 1.8 倍。一项针对医生和护士的大型队列研究表明，肥胖和糖尿病与新发的肾结石有关。结石发病率和危险性的增加直接与体重和体质指数相关,而且对肥胖女性的影响更大。

从肥胖人群的饮食结构来看,日常饮食中他们喜欢猪肉、牛肉、羊肉等红色肉类,饮食中碳水化合物量也有增加。若食物含有丰富嘌呤物质,会导致体内嘌呤增加,再加上肥胖人群的胰岛素抵抗,会对尿液的酸碱度产生影响,使尿液酸性升高,肥胖患者以尿酸结石和草酸钙结石为主。

肥胖人群往往合并有身体其他疾病,如高尿酸尿、痛风、高钙尿症等代谢紊乱。尿中草酸排泄量与肥胖程度呈正相关,体重越高,尿液排泄的草酸越多。在肥胖女性中尿草酸的排泄比正常女性高 39%,更容易患尿石症。肥胖患者尿中钙、草酸和尿酸浓度明显升高,患结石的危险比正常人高 4 倍。

肥胖和超重是形成结石的危险因素,预防肥胖,进一步研究肥胖者减轻体重是否可以减少结石的患病率是非常必要的。

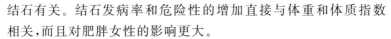

药物与泌尿系统结石

服用药物为何会引起肾结石

在肾结石的患者中,有 1%~2%是因为使用某些药物所引起。当药物口服经肠道吸收或者经外周静脉进入人体血液循环发挥作用后,由门静脉进入肝脏,经肝脏内药物代谢酶的作用,使血液中药物浓度降低,药理作用逐渐减弱或消失,药物代谢后形成的代谢产物主要是经肾脏通过尿液排出。

能够引起肾结石的药物一般分两类。①药物本身能够诱发结石形成。利尿药、皮质激素和中老年人常用的钙补充剂、维生素 D、维生素 C 等这类药物,服用后在人体吸收和代谢的过程中会产生促进结石形成的物质。呋塞米、乙酰唑胺等利尿药物的长期服用,能够降低尿液的 pH,使尿液呈酸性环境,尿液中抑制结石形成的物质枸橼酸盐的排出减少,尿液浓缩后就容易产生尿酸结石;维生素 D 摄入过量可能造成身体各部位钙质的堆积;维生素 C 摄入量过高时会生成过量的草酸盐,当尿钙升高时就会大量生成草酸钙结晶形成结石;糖皮质激素会抑制骨髓功能,减少肾小管对钙磷的重吸收而增加其尿中的排泄,长期使用可使尿钙、尿磷增加,引发肾钙化和肾结石;我们常用的抗凝药物阿司匹林长期服用也有增加尿中草酸的作用。②溶解度较低的药物,在饮水少、出汗多等原因导致尿液浓缩时就会析出形成结晶逐步生成结石,这类药物及其代谢产物本身就是结石的成分,常见的有磺胺类药物、抗病毒药物等。治疗艾滋病的抗病毒药物茚地那韦在中性及碱性环境中溶解度降低,经尿液排出时就容易析出结晶沉积形成结石。

易形成泌尿系统结石的药物

髓襻利尿药(呋塞米、布美他尼)、乙酰唑胺、托吡酯和唑尼沙胺参与含钙泌尿系统结石形成,麻黄碱、氨苯蝶啶、愈创甘油醚、硅酸盐、茚地那韦和环丙沙星等过度服用易致患者药物结石。

药物导致结石的形成,可直接由于药物或其代谢物的析出及结晶形成,也可以间接通过改变尿液的环境,使泌尿系统结石易于形成。

泌尿系统局部因素对结石形成的影响

尿路梗阻和感染是泌尿系统的常见病,再加上尿路异物这三者是诱发肾结石的主要局部因素。尿路梗阻可以导致感染和结石形成,而结石本身也是尿路中的异物,会加重梗阻与感染的程度。三者相互影响,相互促进。

泌尿系统局部解剖异常

泌尿系统器官解剖异常导致的尿路梗阻是肾结石形成的重要原因,尿路梗阻尿流不畅导致结晶形成和滞留。临床上容易引起结石的梗阻性疾病包括机械性梗阻(局部管腔狭窄或者结石等阻塞)和非机械性梗阻(肾盂、输尿管蠕动较差或者抗反流功能被破坏)两大类。其中机械性梗阻的原因包括:髓质海绵肾引起肾小管扩张、肾盏盏颈狭窄引起肾盏憩室和肾盏扩张、肾盂输尿管连接部狭窄、马蹄肾及肾脏旋转不良、重复肾盂输尿管畸形、炎症性狭窄、肿瘤等外压性及其他因素所致的泌尿系统梗阻。非机械性梗阻原因包括:神经源性膀胱、膀胱输尿管反流和先天性巨输尿管症等。机械性梗阻首先会引起管腔内尿液压力的变化,肾盂内的压力增高,肾乳头受压引起肾内小管压力增高,延迟尿液分泌率,尿液的形成速度就会减慢,甚至形成肾盂和肾小管的反流。动力性梗阻因尿路蠕动收缩功能差,尿液流速减慢。梗阻以上部位尿液滞留、肾乳头受压损伤等都会促进结石的形成。

解剖梗阻因素与代谢异常相互促进形成结石

肾盂输尿管连接部梗阻(ureteropelvic junction obstruction, UPJO)是先天性疾病,患者肾结石的患病率接近 20%,UPJO 疾病儿童与正常儿童相比形成结石的风险增加 70 倍。通过对 11 例成年 UPJO 并发肾结石患者进行长期随访,62% 的患者在治疗 UPJO 后出现结石复发,而且 43% 复发出现在对侧,这些发现提示我们尽管纠正了梗阻,但患者的代谢异常倾向持续存在。另一项研究,通过对 UPJO 患者进行代谢评估,伴有泌尿系统结石的患者具有明显的高钙尿和高尿酸尿发生率,从而提示代谢异常在 UPJO 导致肾结石中所起的作用。

马蹄肾也是一种先天畸形,其发生率为 0.25%,并发结石者约占 20%。与泌尿系统解剖正常的肾结石患者相比,马蹄肾结石患者有相似的代谢异常分布;在肾盏憩室合并结石的患者中50%发现代谢异常,包含高钙尿、高草酸尿和高尿酸尿;髓质海绵肾的特征为肾集合管扩张,扩张的集合管内反复感染和尿流不畅构成结石形成的风险,高钙尿、肾浓缩能力受损和氧化铵负荷后尿路酸化缺陷进一步增加成石风险。

因此,尽管需要通过解除梗阻通畅尿路引流,对代谢因素进行评估,制订全身预防策略也是非常必要的。

泌尿系统感染是如何促进结石形成的

感染性结石是指由持续或反复的泌尿系统感染而引起的尿路结石,结石的成分通常为磷酸镁铵和碳酸磷灰石。磷酸镁铵结石是由尿路中能产生脲酶的细菌所致。

尿液中常见的能产生脲酶的细菌多为变形杆菌,其次为铜绿假单胞菌(绿脓杆菌)和金黄色葡萄球菌等。脲酶可催化尿素分解为氨和二氧化碳,氨再与水化合成氢氧化铵。氢氧化铵是一种碱性物质,可使尿液中的 pH 值显著升高。当尿液 pH 值达到 7.2 时,离子铵可与尿中的镁和磷酸根离子结合,形成磷酸镁铵。在碱性溶液中,钙和磷酸根化合成磷灰石,然后再与碳酸根结合成碳酸磷灰石。当尿中的磷酸镁铵和碳酸磷灰石达到过饱和水平时,便会析出晶体,晶体黏附到尿路上皮,结石得以迅速形成和生长。

感染性结石的特点是结石的形成和生长非常迅速,4～6 周就可以形成结石。感染性结石沿着肾内集合系统的形状塑形,往往可以长成较大的鹿角形结石。感染形成的结石一般质地较软,矿物质较少,尿液酸碱度的变化在结石形成中起了重要作用。泌尿系统感染的发病高峰年龄在 60 岁以上,女性因尿道短且直而容易感染,男性因前列腺增生排尿困难、残余尿而易诱发泌尿系统感染。尿路梗阻、神经源性膀胱、长期留置导尿管等也是尿路感染的诱发因素。

纳米细菌与肾结石的关系

纳米细菌是 1988 年芬兰科学家发现,是形状和细胞类似的微小颗粒,直径小到纳米级,只能通过电子显微镜才能观察到,纳米细菌广泛分布于生物体和非生物体中。

研究表明,所有活动期的纳米细菌在细胞表面能产生生物源性的磷灰石成分,细胞的矿化能导致类似组织钙化及肾结石形成的矿物质的进一步沉积。纳米细菌能感染细胞,发生细胞内外钙化,具有明显的促进成核作用,同时纳米细菌通过分泌一些细胞毒素及细胞因子而引起被感染细胞死亡。纳米细菌是已知仅有的能产生磷灰石并在肾脏中聚集的微生物。

美国宇航局的研究人员宣布纳米细菌是宇航员在太空旅行时易患肾结石的元凶。研究人员将纳米细菌放进生物反应罐里,模拟太空的环境,纳米细菌复制的速度比在地球快 5 倍。太空舱狭小的空间非常容易导致宇航员之间的传染。

由于纳米细菌具有独特的矿化能力,对纳米细菌的研究已成为肾结石病因研究的热点。

输尿管结石哪里来

输尿管结石中 90% 以上是继发性结石,即结石在肾内形成后下降进入并停留在输尿管,在输尿管内越长越大,输尿管结石形成的病因与肾结石基本相同。原发于输尿管内的结石通常合并输尿管梗阻、憩室等易致结石的病变。

输尿管为长条形的肌肉性管道,由于输尿管壁肌肉的塑形作用,结石自肾脏进入输尿管后以结石为核心逐渐形成圆柱形或枣核形状。较多结石排入输尿管或者肾脏较大结石碎石术后,大量碎石短时间内进入输尿管可以形成结石串,我们俗称"石街"。

输尿管的 3 个狭窄段对结石形成的影响

输尿管是尿液的输送通道,输尿管主要由平滑肌组成,在肾盂及肾盂输尿管连接部位起搏细胞的影响下,能自发地产生动作电位,引起输尿管有节奏的蠕动,推动尿流注入膀胱。人体输尿管有 3 个狭窄部位,即肾盂输尿管连接部、输尿管跨过髂血管处、输尿管进入膀胱的壁内段,这 3 处狭窄部位(图 2-6)常为结石停留或嵌顿的部位。结石嵌顿在输尿管狭窄部位容易引起肾绞痛、肾盂输尿管扩张积水和结石的逐步生长塑形,结石会刺激输尿管壁形成肉芽组织包裹并导致输尿管狭窄梗阻加重,易引起结石上端尿路感染。

输尿管上段结石约占全部输尿管结石的 58%,下段结石约占 33%。直径小于 0.5 厘米的结石有可能在输尿管蠕动的推送下跨过狭窄部位自行降至膀胱随尿流排出,这也是此类结石采取保守排石治疗的原因。

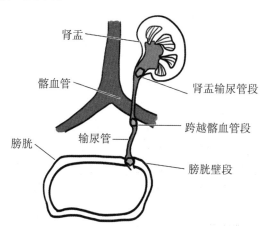

肾盂

髂血管

膀胱

输尿管

肾盂输尿管段

跨越髂血管段

膀胱壁段

图 2-6 输尿管 3 个狭窄段示意

膀胱结石的发病情况

膀胱结石除部分是由肾脏和输尿管形成的结石降至膀胱难以排出逐渐长大以外,也有部分膀胱结石是在膀胱形成和生长的,我们称之为原发性膀胱结石。

膀胱结石的发病率有明显的地区和年龄差异,主要呈现"一老一小"的特点。在经济落后的国家和地区,膀胱结石患者以婴幼儿常见,主要是由于营养不良所致。营养不良的儿童膀胱黏膜的上皮组织易角化脱落,沉积在膀胱内,逐渐形成结石。经济发达地区,人均寿命延长,人口老龄化,膀胱结石多见于老年男性,主要是由于前列腺增生引起排尿梗阻、尿液潴留、继发感染等合并症所引起。女性膀胱结石发病明显低于男性,男女比例约为10:1,与女性尿道短排尿更通畅有关。图 2-7 为膀胱镜下所见结石,图 2-8 为手术取出的巨大膀胱结石。

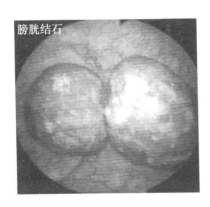

图 2-7 膀胱镜下所见结石

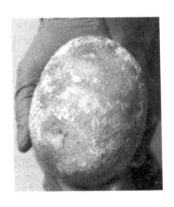

图 2-8 手术取出的巨大膀胱结石

为什么老年男性前列腺增生可引起膀胱结石

一般情况下,膀胱内的尿盐沉淀及小结石可随着尿液排出。老年男性易患前列腺增生,增生的前列腺压迫尿道并使此部位的尿道迂曲变长,患者出现排尿困难、残余尿,可使结晶沉积于膀胱而形成结石;前列腺增生导致的膀胱内尿液残留容易并发尿路感染,以细菌团、炎症坏死组织及脓块为核心,可诱发晶体物质在其表面沉积而形成结石;前列腺增生引起尿潴留因身体原因无法手术或者药物治疗效果不佳的患者需长期留置导尿管,尿管本身为膀胱内异物,促进结石形成(图2-9)。

除了老年人良性前列腺增生外,膀胱颈部梗阻、尿道狭窄、先天畸形、膀胱膨出、憩室、肿瘤等疾病,以及造成排尿不畅的神经性膀胱功能障碍、长期卧床等,都可能诱发膀胱结石的形成。

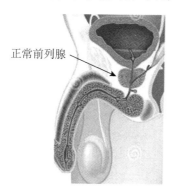
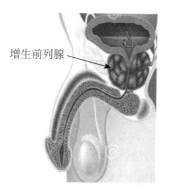

正常前列腺

增生前列腺

图2-9　前列腺增生导致排尿梗阻

膀胱异物和膀胱结石

膀胱异物的形成有三种情况:一种是枪伤及其他穿透伤后在膀胱内遗留的金属或木质异物;另一种是因为治疗疾病的各种医疗操作带来的异物,如长期留置的导尿管、不被机体吸收的残留缝线等;更常见的是患者经尿道自行塞入膀胱的条形状异物,如电线、发卡、水银体温计等。膀胱尿道异物可直接造成膀胱和尿道的机械性刺激与损伤,尿道及其周围组织感染。膀胱异物可作为结石的核心而使尿盐晶体物质沉积于其周围,尿路的感染更促进了结石的形成。图 2-10 为泌尿系统 X 线片显示膀胱内圆珠状异物,如果不及时取出异物,会导致膀胱结石和泌尿系统感染。

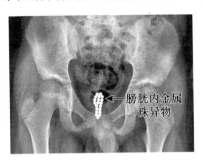

膀胱内金属珠异物

图 2-10　11 岁男孩自行从尿道向膀胱内放入的金属珠子

泌尿系统先天畸形与尿石症

泌尿系统先天性畸形是指由于环境因素、遗传因素、孕期营养和药物因素等原因引起胎儿泌尿系统发育不良或畸形,需要医师早期发现、早期治疗,保护泌尿系统尤其是肾脏的功能。常见的泌尿系统畸形有:孤立肾、马蹄肾、异位肾、多囊肾、重复肾输尿管、输尿管异位开口、膀胱外翻、尿道裂等泌尿系统畸形。泌尿系统畸形易继发肾盂输尿管积水,肾盂肾炎等病变,感染和积水易诱发泌尿系统结石的发生。泌尿系统先天性畸形在及时诊断的基础上应根据病情轻重、有无合并症、疾病进展情况采取相应的治疗方案。

饮食和泌尿系统结石

吃出来的结石

血压、血脂、血糖、血尿酸是衡量我们身体健康状况的基本指标,这些指标以及相关的高血压、高血脂、糖尿病、痛风等都与饮食有着密切的关系。同样,饮食结构和相关的代谢因素影响着尿液的成分,从而影响泌尿系统结石的患病风险。半个多世纪以来,大部分国家和地区的上尿路结石发病率明显升高,而膀胱结石病例减少,人类饮食结构的变化在其中扮演着重要角色。

高蛋白饮食会使体内形成过高浓度的尿酸、草酸盐等代谢产物,促进肾结石的形成。海鲜中富含嘌呤成分,嘌呤经过分解后会变成尿酸。血液中的尿酸含量增多,容易形成结石。

草酸钙结石是最常见的类型,占泌尿系统结石的比例为70%~80%。偏食草酸含量高的食物,如胡萝卜、菠菜、芹菜、甜菜、花生等易形成草酸钙结石。过甜或过咸的食物、动物肝脏和海鲜等高嘌呤食物易引起体内尿酸过高形成结石。酿造啤酒的原料麦芽汁中含有钙、草酸、乌核苷酸和嘌呤核苷酸等酸性物质,可使人体内的尿酸、草酸增加,易形成结石。

不良生活习惯,如进食晚餐过晚,在进餐后的4~5小时排钙高峰期到来时已上床入睡,不能补充水分和不能及时将尿液排出体外,尿中的钙盐沉积形成晶体,容易形成结石。

当然,我们所说的能够引起泌尿系统结石的饮食因素并不是单一的,也不是说少量、短时间内就会形成结石,因此我们提倡饮食均衡。

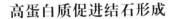

高蛋白质促进结石形成

蛋白质是所有生命的物质基础,是组成人体细胞、组织的重要成分,没有蛋白质就没有生命。蛋白质是由氨基酸连成长链组成,20多种不同的氨基酸连成的链的长短和链上的排列千差万别,就形成了形形色色的蛋白质。蛋白质是酸性食物,经过代谢生成酸性产物。大量流行病学和临床研究证实高蛋白是泌尿系统结石形成的危险因素。

长期高蛋白饮食可能导致代谢性酸中毒,引起骨钙入血及肾小球对钙滤过的增加,同时抑制钙在远曲小管的重吸收,从而尿钙排泄增加;代谢性酸中毒还降低了尿液 pH,使尿液呈酸性,有利于尿酸结晶的析出形成结石;蛋白质含有较多草酸前体物质和嘌呤及其前体物质,代谢后可增加尿液中草酸及尿酸的排泄;高蛋白饮食可以减少结石形成抑制物(如枸橼酸和酸性黏多糖)的排泄。上述几个因素协同促进结石的形成。

2014 年,一项 5 万余例欧洲人群参与的关于饮食和肾结石风险的前瞻性调查研究发现,高动物蛋白摄入人群(猪肉摄入大于100 克/日)比素食主义人群、低动物蛋白摄入人群(猪肉摄入小于50 克/日)及鱼肉摄入人群(只摄入鱼肉)发生肾结石的风险增加了30%～50%。不同动物蛋白摄入量对尿液成分有明显的影响,科学家们把日均摄入 64.7 克及以上动物蛋白设为高摄入组,日均摄入 24.3 克以下动物蛋白设为低摄入组。将两组进行比较,高动物蛋白摄入组的 24 小时尿酸排泄量增加了 24 毫克,而尿枸橼酸排泄量下降了 54 毫克,尿液的 pH 下降了 0.13,这些变化均可增加尿石症患病风险。我国科学家通过流行病学调查分析发现长期高蛋白质饮食可使尿石症发生率增加 2 倍多。

不同来源的蛋白质对尿液成分的影响强度不同,一项试验对比了牛肉、鸡肉、鱼肉分别对尿液成分的影响,结果显示,这三种肉类均可增加尿酸的排泄,其中摄入鱼肉的尿酸排泄量最大,而摄入牛肉对尿液草酸钙浓度的增加幅度最大。图 2-11 是我们常见的富含蛋白质食物。

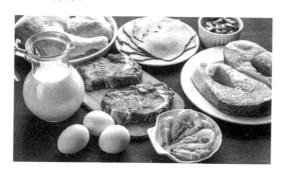

图 2-11　我们常见的富含蛋白质的食物

脂肪过量摄入不利于结石预防

脂肪是人体贮存能量的仓库，主要功能包括提供热量维持体温、协助脂溶性维生素的吸收、参与机体各方面的代谢活动等。脂肪组织在体内分解产生的能量，比同样质量的蛋白质或糖类（碳水化合物）高 1 倍多。脂肪是人体生理功能的重要物质，脂肪中的磷脂、糖脂和胆固醇构成人体细胞膜的类脂层，胆固醇又是合成胆汁酸、维生素 D_3 和类固醇激素的原料。我们人体需要的脂溶性维生素、必需脂肪酸都需要脂肪提供。皮下脂肪更具有阻止外界热和防止过度散热的作用，更厚的皮下脂肪有利于缓冲外力的损伤。含脂肪丰富的食物为动物性脂肪和坚果类。动物的脂肪在室温环境中成固态，植物油在室温下为液态。

美国国家健康与营养调查研究显示，增加脂肪的摄入会导致尿石症患病率升高。食物中的脂肪在肠道中分解生成脂肪酸，脂肪酸能与肠道中的游离钙离子结合，减少了肠道内草酸和游离钙离子结合生成草酸钙从肠道排泄的机会，肠道吸收的游离草酸有所增加，导致尿液草酸排泄增加。动物实验发现，高胆固醇饮食可诱发大鼠形成磷酸钙结石,实验鼠通过低脂肪减肥饮食可以增加尿液中结石抑制物枸橼酸的分泌,从而降低了形成草酸钙结石的风险。

但是,脂肪中也有预防结石的成分,鱼油是一种从多脂鱼类中提取的油脂,鱼油的摄入对发生尿石症起到保护作用。鱼油中含有丰富的二十碳五烯酸,二十碳五烯酸可以抑制人体内花生四烯酸转化生成前列腺素 E_2,从而减少尿钙的排泄,抑制结石的形成。有研究显示,长期摄入多元不饱和脂肪酸可以降低尿液中钙和草酸的排泄量,增加尿液中枸橼酸排泄量,起到预防结石效应。此结果有待于进一步研究证实。

总体来说,脂肪的过量摄入对泌尿系统结石的预防是不利的,肥胖和超重人群尿石症患者明显增加也说明了这一点。

糖类虽甜,增加结石风险

我们所说的糖类物质又称为碳水化合物,是由碳、氢、氧等元素组成。人类很早就从鲜果、蜂蜜、植物中摄取甜味食物,远在西周时我国就已有世界最早的从植物淀粉制造的饴糖。我们常见的糖类包括蔗糖、葡萄糖、果糖、半乳糖、乳糖、麦芽糖、淀粉等。甜食可以激活大脑中的多巴胺神经元,使人们对甜食产生更多的渴望。糖类物质的主要功能是为人体提供热量,人体所需要的能量 70% 左右由糖类提供。此外,糖类还参与组织构成和保护肝脏功能。

科学家们对进食糖类食物与尿石症的关系进行了大量研究。动物实验发现,在鼠类动物中长时间加入蔗糖饲养出现了肾脏钙盐沉积的现象。我国学者通过对 11 个国家和地区人群的糖类消费量与尿石症的发病情况进行分析,发现上尿路结石的发病率与该地区糖消费量呈正比例关系。一项日本国家健康与营养大规模调查结果显示,糖消费量越高尿石症发病率也越高。

糖类的摄入可以抑制肾脏铵盐的分泌,铵盐为碱性物质,碱性物质的分泌减少会导致尿液 pH 值下降呈酸性；另外，糖类能增加肠道对钙的吸收导致尿液中钙的排泄增加。尿液的酸性化和尿钙排泄的增加，提高了形成尿酸结石及草酸钙结石的风险。

食物中的钙、镁、钠和泌尿系统结石的关系

泌尿系统结石大部分都是含钙结石，钙是结石成分中最重要的阳离子。人体尿液中钙的浓度和饮食钙的摄入有密切关系，从理论上来讲摄入的钙越多，患有结石的风险越大。但事实并不是这样，这同人体内钙和草酸之间的平衡关系有关，有研究指出在草酸钙结石形成的推动方面草酸的作用比钙更强。高钙饮食进入肠道后，钙与草酸在肠道中结合形成不可吸收的草酸钙沉淀并从大便中排泄，减少了肠道对草酸吸收，使得尿液中草酸的排泄也减少，反而降低了泌尿系统结石的风险。大规模的人群研究显示，高钙饮食（奶制品、豆制品、骨头类等）会降低结石的形成风险。

前文我们讲过镁离子是抑制结石形成的物质，它可以直接抑制草酸钙和磷酸钙结晶的成核、生长和聚集。增加食物中镁的摄入可以降低肠道对草酸的吸收和排泄，还能够增加另一种抑制结石形成物质枸橼酸的排泄，降低草酸钙的饱和度，降低发生尿石症的风险。紫菜、谷物、豆类中含有较高的镁离子。

饮食中摄入过多钠会引起尿钙排泄增加。研究显示，健康人群每增加摄入 6 克氯化钠，尿钙排泄量就会增加 40 毫克，如果是高钙尿症患者尿钙的排泄会增加更多，甚至达到 80 毫克，增加了尿石症发病风险。科学家们对低钠（盐）饮食人群和高钠饮食人群进行对照研究发现，低钠饮食人群尿钙的排泄量更低，也就是说降低了结石的发病风险。

高嘌呤食物和泌尿系统结石的关系

前文我们为大家讲解了嘌呤代谢异常和泌尿系统结石形成

的关系,高嘌呤食物同样和结石也有密切的关系。啤酒、动物内脏(猪肝、鸭肝、肠等)、海产品(尤其是贝壳一类)、坚果类(花生、腰果等)为含嘌呤较高的饮食。嘌呤类食物在人体内代谢的最终产物是尿酸,人体内的尿酸 $60\%\sim85\%$ 是从肾脏经尿液排出,高嘌呤饮食会使尿液偏酸性,易于尿酸钙结晶的形成和生长,增加了结石形成的风险。

蔬菜、水果和泌尿系统结石的关系

草酸遍布于自然界,常以草酸盐形式存在于植物特别是草本植物中,我们平常食用的蔬菜和水果都含有丰富的草酸。深绿色的蔬菜草酸含量更多,如菠菜、韭菜、苋菜、甜菜、芹菜、青椒、香菜和野菜,苹果、杏、李子、芒果、樱桃、菠萝、柑橘类等水果中也含有少量的草酸。这些饮食对补充人体所需维生素、矿物质(钙质、铁质等)、辅酶等有重要作用。

草酸是人体代谢终末产物,主要从肾脏经尿液排泄,上尿路结石中 $70\%\sim80\%$ 是草酸钙结石。尿液中草酸排泄量的轻度增加,就会明显增加尿液中草酸钙的浓度。科学家研究了不同饮食情况对于正常人尿液草酸排泄的影响,当食用富含草酸食物后,尿液中草酸排泄量明显增加,而食用无草酸饮食时,尿液中草酸的排泄量从基线下降了 54%,这说明日常饮食中含有的草酸量对正常人尿液草酸排泄量的影响非常明显,幅度可达 $50\%\sim80\%$。菠菜中草酸含量极高,进食菠菜后尿液中草酸排泄增加,8 小时的草酸排泄量就接近于正常饮食人群 24 小时尿液中草酸排泄总量。因此,在没有代谢异常疾病的情况下,人体肠道吸收草酸的量是影响尿液中草酸排泄量的重要原因。

如何减少饮食来源的草酸吸收是草酸钙结石预防研究中的一个重要领域。近来研究发现,肠道中的某些细菌对肠道草酸吸收具有一定的影响,这种细菌以草酸作为唯一的食物。幼年时每个人的肠道都存在这种食草酸杆菌,随着年龄的增加,因疾病服用抗生素的影响,特别是食用了抗生素喂养的家禽,该细菌在人体的肠道中逐渐减少,到了成年人中仅有70%存在该菌,缺乏食草酸杆菌容易导致高草酸尿症。但目前尚未研发出与食草酸杆菌有关的治疗结石方法。

草酸和钙哪个对形成结石更重要

尿草酸在草酸钙结石形成中的作用比尿钙重要,这个观点来源于1972年的发现,尿钙浓度的增加在增加尿草酸钙饱和度方面的作用弱于尿草酸浓度的增加所起的作用。他们进一步的研究显示,在尿高钙浓度下,草酸钙饱和度达到的高度不能超过草酸钙的理论形成,而在尿高草酸浓度下则可以,从而增加草酸钙结晶形成的危险性。然而,2004年一项新的研究对尿草酸在草酸钙结石形成发病机制中的作用强于尿钙的观点提出挑战。该研究通过计算相对饱和度比值的稳定常数,证明尿钙和尿草酸的作用是均等的。从而得出结论,尿钙和尿草酸对草酸钙结石的形成都重要且作用相当,降低钙和草酸都能有效地降低相对饱和度比值,因此防止结石形成的干预手段,可以针对钙和草酸进行。

为什么营养不良可形成婴幼儿膀胱结石

婴幼儿膀胱结石主要发生于贫困饥荒年代,营养缺乏,尤其是蛋白质摄入不足是其主要原因。婴幼儿缺乏母乳或者乳制品蛋白可导致尿磷减低;以淀粉类(米糊)等代替乳制品喂养婴幼儿可导致婴儿尿量减少,尿液浓缩;长期缺乏蛋白质可出现营养不良性酸中毒,尿液呈强酸性,尿液中的尿酸溶解度降低;蛋白质摄入不足可引起体内草酸产生过多,尿液草酸呈过饱和状态;营养不良的儿童膀胱黏膜的上皮组织容易角化脱落,脱落下来的上皮组织就会成为膀胱结石形成的核心,与上述因素共同作用形成膀胱结石。改善婴幼儿的营养,使新生儿有足够的母乳或牛乳喂养,可以预防婴幼儿膀胱结石。

结石的形成和水质软硬度有关系吗

水质硬度是表示饮用水中钙、镁、铁、铝、锌等离子的含量,通常以钙离子、镁离子含量作为计算和判断的依据,用毫克当量/升或者用度来表示。1升水中含 10 毫克钙离子为 1 度,依此类推 1 升水中含 100 毫克钙离子为 10 度。0~4 度为很软水,4~8 度为软水,8~16 度为中度硬水,16~30 度为硬水。不同地区水质硬度确实差别很大,自来水加热后形成的水垢量的多少可以粗略判断水质的硬度。

研究表明,水中钙镁含量也就是水的硬度与肾结石的形成并无明显的相关性。相反,钙盐和镁盐的摄入能够减少肾结石的风险,生活在水质硬度偏高地区人群的结石发病率反而比在水质硬度低地区生活的人群低。生活饮用水中钙盐长期偏低,肾结石发病率反而增高,长期饮用纯净水并不能降低肾结石的发生,这是为什么呢?我们知道,人体内的钙99%都存储于骨骼组织中,人体内钙的摄入 40%是从水中直接吸收的,60%钙由食物中的结合钙提供。如果我们人体不能从食物中摄取足够的钙、镁,平时以饮用无矿物质的纯净水为主,那么人体代谢需要的钙离子就只能从骨骼这个钙库中获取了,不仅会导致骨质疏松症、脊柱弯曲变形、压缩性骨折等疾病,还会造成大量的钙由骨骼释放入血,这些钙会被排泄至尿液中,与尿酸、草酸、磷酸等相合,在泌尿系统沉积形成结石。所以说,长期饮用纯净水或者超滤水等极软水,长期低钙饮食,对于预防泌尿系统结石是没有帮助的,甚至会增加结石危险。

但是,大量饮水确实可以降低尿路结石发生的风险。

食用豆腐和长结石有关吗

泌尿系统结石的主要原因是人体内的钙盐、草酸盐、磷酸盐等物质含量升高,尿液中这些物质成分增高发生浓缩聚集时就会形成肾结石。

豆腐是以黄豆、青豆、黑豆为原料经过多道工序加工而成,豆腐及豆腐制品的蛋白质含量比大豆高,而且豆腐的蛋白质属完全蛋白,不仅含有人体必需的 8 种氨基酸,而且其比例也接近人体需要,营养价值较高。豆腐还含有脂肪、碳水化合物、维生素和矿物质等人体所需营养。在制作豆腐过程中,原材料中与结石有关的草酸、嘌呤和钙等成分会发生变化,浸泡可以使大豆中的大部分嘌呤被去除,豆腐中的水分又起到稀释嘌呤的作用。无论是卤水豆腐还是石膏豆腐,草酸的含量是很低的。常见的豆制品如豆腐干、豆腐脑、豆腐乳、豆腐皮、腐竹等草酸含量也比较低。豆制品虽然含钙高,但含钙高的食物并不是结石形成的直接原因,就像含钙高的硬水和结石形成没有直接关系一样。反而,含钙高的食物是有助于降低结石风险的,这是因为食物中的钙在肠道能与草酸结合形成草酸钙直接经大便排泄,减少了过多的草酸被吸收进入血液,从而减少了过多草酸进入尿液。

因此,结石患者可以适量食用豆腐和豆制品,正常人群没有必要担心食用豆腐或豆制品会形成泌尿系统结石。

当然,豆腐长期过量食用也是有弊端的,豆腐经人体代谢后大部分成为含氮废物,由肾脏排出体外,老年人肾脏排泄废物的能力下降,增加了肾脏的负担。

经常喝牛奶会诱发肾结石吗

牛奶中含有丰富的人体所必需的氨基酸、极易被人体吸收的短链和中链脂肪酸、维生素 A、维生素 D、维生素 C 和胡萝卜素,以及矿物质钙、磷、钾、硫、镁等营养物质。牛奶营养价值很高,易于消化吸收,可以增加人体营养和免疫力。

因牛奶中含钙量高且吸收率高,是人体所需要钙的良好来源。要讨论牛奶是否容易引起结石,结石患者是否不宜食用奶制品,我们应先了解钙在人体的吸收过程。食物中的钙进入胃部在胃酸作用下转化为易被人体吸收的离子钙,离子钙主要通过小肠黏膜的钙通道和钙泵转运通道在小肠被吸收,维生素 D、脂肪酸促进钙的吸收。人体小肠对于钙的吸收有自动屏蔽的关键机制,也就是说即便你喝超量的牛奶,钙的吸收阀门关闭,钙的吸收量也不会成倍增多,血液中、尿液中的钙离子含量还会基本维持在稳定状态。另外,相对于钙,草酸对于人体形成结石危害更大,肠道内的离子钙可以和草酸结合形成不被肠道吸收的草酸钙而经肠道排泄,减少了人体血液和尿液中草酸浓度,降低了罹患泌尿系统结石的风险。

饮牛奶后 2～3 小时是钙通过肾脏排泄的高峰,我们建议喝牛奶可在晚上临睡 4 个小时前或白天饮用。对于结石患者不可过量饮用牛奶。

常饮浓茶会造成肾结石吗

泌尿系统结石体质的人,长期喝浓茶患结石的风险明显高于正常人群,我国四川省曾有 8 年的流行病学调查随访显示,长期饮浓茶的人群中,草酸钙结石的比例明显增高。主要是因为茶叶中草酸的含量比蔬菜和水果明显高,结石体质人群常饮浓茶易引起高草酸尿,易形成草酸钙结石。但也有不同观点认为,饮茶对预防肾结石有好处,这与茶的利尿作用和抗氧化作用相关。外界污染、放射线照射等因素会不断地在人体内产生自由基,癌症、衰老或其他疾病大都与过量自由基的产生有关联。茶叶可以克服自由基对人体带来的危害。

因此,正常体质人群喝茶一般不会引起泌尿系统结石,结石体质人群最好常喝清淡绿茶,不喝浓茶。

多饮水能预防肾结石吗

泌尿系统结石的形成过程是各种异常因素导致人体尿中

晶体物质的浓度增高或者溶解度下降,导致结晶局部生长、聚集形成结石。饮水减少,尿液的形成量就会减少,尿液浓缩易形成结石。当饮水量增加时,排出尿液量就会增多,可以通过多种机制降低结石形成风险。尿量增多,尿液流速加大会冲击晶体核离开肾小管,减少其在肾小管表面吸附的概率。我们建议每日饮水量 2500～3000 毫升,天热出汗较多时适当加量。当然,对于肾脏功能不全的患者和老年前列腺增生患者适当减少入水量。

菠菜和豆腐一块食用会引起肾结石吗

菠菜和豆腐一起食用,豆腐中的钙在胃内经胃酸的作用形成钙离子,在肠道与菠菜产生的草酸结合形成草酸钙,草酸钙是不会被肠道血管大量吸收进入血液里的,所以不会出现在尿液里,不会增加草酸钙结石形成的风险。菠菜豆腐一起食用会引起肾结石是误区。当然,对于草酸钙结石体质人群,建议菠菜烹饪时用开水焯一下。另外,尽量少食用。

海鲜加啤酒,结石跟你走

海鲜含嘌呤很高,啤酒中含有丰富的维生素 B_1,维生素 B_1 是嘌呤代谢成为尿酸的催化剂,嘌呤变成尿酸,在肾脏中尿酸与钙离子结合沉积易形成尿酸钙结石。

三聚氰胺与泌尿系统结石

三聚氰胺是一种用于制造塑料、涂料等的工业原料,其分子式中含氮量超过 66％,而一般的氨基酸氮含量不超过 30％。

儿童服用含有三聚氰胺的奶粉后,三聚氰胺在肠道中细菌的作用下转化为三聚氰酸,三聚氰酸随后在肠道内被吸收进入血液,在血液中三聚氰酸能够和钙离子结合形成不溶解的三聚氰酸钙,三聚氰酸钙在肾脏被过滤到肾小管及肾集合管内形成结晶,结晶聚集最终形成结石。结石阻塞泌尿系统造成梗阻、损害肾脏功能而导致急性肾衰竭和肾脏积水。

三聚氰胺事件为食品安全敲响了警钟，严格食品安全，保护大众身体健康，任重道远。

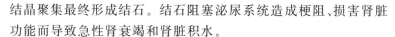

结石抑制因子

结石抑制因子的发现

人类在进化的过程中，免疫系统和各器官功能不断增强，使我们可以抵御很多疾病。人体也会吸收或者分泌抑制泌尿系统结石产生的物质，我们称之"结石抑制因子"或者"结晶抑制因子"。正常人尿液中结石抑制因子浓度增高或者活力增强，就不容易形成结石。反之，如果尿液中结石抑制因子减少或者其结构发生变化就容易形成结石。结石抑制因子主要是通过抑制晶体成核、抑制晶体生长和抑制晶体聚集这三个环节来阻断结石的形成。

结石形成是尿液中成石物质过饱和所致，过饱和就是尿液中成石物质的浓度大于其溶解度。理论上讲，尿液中成石物质过饱和时就会形成晶核，最后形成结石。事实上，正常人尿液中草酸钙的浓度是其溶解度的 4 倍，明显处于过饱和状态，但正常人体并未形成结石，只有当其浓度大于其溶解度的 11 倍时才会形成结晶。为什么正常人体尿液虽处于过饱和状态而并未形成结石呢？

人们对尿液中抑制结石物质的研究来自 20 世纪 60 年代美国的建筑工地，工人们为图方便常常聚集在工地水泥堆旁小便，奇怪的是与正常人尿液混合的水泥不会凝固，而与结石患者尿液混合的水泥却凝固了。经过科学家对这一现象的大量深入研究发现，正常人尿液中含有结石抑制因子，抑制结晶的形成，也正是这些结石抑制因子引起水泥不凝固。

人体内有哪些结石抑制因子

结石抑制因子有的来源于肠道的吸收，有的来源于血清，有的来源于肾脏的分泌，有的是由尿液的代谢产生。可以概括为小分子物质和大分子物质两大类。小分子物质包括无机物如镁、有机物如枸橼酸；大分子物质也分为两类，一类是黏多糖如葡胺聚糖，一类是蛋白类如塔赫蛋白。目前，对小分子抑制因子研究较为清晰，大分子抑制因子的研究尚在进一步探索中。

目前已经明确的结石抑制物包括：枸橼酸、α-亚麻酸、镁、焦磷酸、塔赫蛋白、骨桥蛋白、葡胺聚糖、肾钙素、黏液素、核糖核酸、蛋白多糖、尿凝血酶原片段 F1（UPTF1）等。科学家在动物体内和体外的反复实验已经证实这些抑制物有一定的结石抑制作用。但是还没有发现哪一种抑制物可以单独特异性地降低结石的发病率。随着对尿石症成因研究的不断深入，使用抑制物预防结石将成为研究的主要方向之一。

枸橼酸、焦磷酸和镁与结石

枸橼酸又称柠檬酸，为弱酸，是三羧酸循环的中心物质。在腺嘌呤核苷三磷酸（ATP）产生过程中，由草酰乙酸与乙酰辅酶 A 缩合而成，是体内能量代谢的重要产物。食物中的枸橼酸或枸橼酸盐经小肠吸收，肾脏中的枸橼酸可自由滤过肾小球，65%～90%被肾小管重吸收，其中大部分被近曲小管吸收。进入线粒体后，枸橼酸经三羧酸循环完全代谢成为 CO_2 和 H_2O，并为肾脏氧化代谢提供 10%能量。人体内的枸橼酸只有 10%～35%从尿液排出。肾小管对枸橼酸的重吸收和滤过受原尿 pH 影响，由于近曲小管的泌 H^+ 作用，近曲小管原尿中的 pH 从开始 7.4 逐渐下降至近曲小管末端时达到 6.8，这个过程称原尿的酸化。管腔中原尿的酸化有利于近曲小管对枸橼酸的重吸收，酸性状态可增加线粒体内三羧酸循环对枸橼酸的利用。当肾小管性酸中毒，肾小管对枸橼酸的重吸收增强,尿中枸橼酸排泄减少。碱中毒时,肾小管对枸橼酸重吸收减少,尿中枸橼酸排泄增多。

枸橼酸是结石抑制因子,枸橼酸直接抑制结晶的成核、生长和聚集。尿液中,枸橼酸可与 Ca^{2+} 形成含有 1 个五元环和 1 个六元环的螯合物(难以离解/溶解度较高的枸橼酸-钙络合物经尿液排出体外),使 Ca^{2+} 活性下降,尿中 Ca^{2+} 浓度下降,降低了磷酸钙和草酸钙在尿中过饱和,间接抑制了结晶的形成。

枸橼酸、焦磷酸和镁是尿液中的小分子结石抑制因子。在尿液中加入磷酸钙溶液后,启动磷酸钙结晶过程所需的超饱和水平将提高。枸橼酸作为草酸钙和磷酸钙的抑制物,通过多种作用抑制结晶的形成:枸橼酸与钙发生络合反应,减少能与草酸或磷酸作用的钙离子;直接抑制草酸钙的自发析出;阻止草酸钙结晶聚集。尽管枸橼酸对草酸钙结晶生长的抑制作用有限,但其降低磷酸钙生长的作用很强,还可以防止草酸钙异质成核过程。在含钙结石中,有一半患者的尿枸橼酸含量减低,有 10% 患者 24 小时尿液枸橼酸排泄量减低。枸橼酸尿症已经成为结石的独立因素。镁的抑制活性来自其与草酸的络合作用,镁与草酸络合后会减少草酸离子浓度和草酸钙的超饱和度。另外,镁在体外实验中可降低草酸钙结晶的生长速度。由于镁的含量减低导致的结石发生率在 3% 左右。

枸橼酸、镁和焦磷酸盐一起约占有全尿结晶抑制活性的 20%,枸橼酸是三者中最重要的结石抑制因素。这些结石抑制因子除了临床上具有诊断价值外,也广泛用于结石的治疗,例如枸橼酸制剂以及氧化镁等已经应用于临床。枸橼酸氢钾钠颗粒可以碱化尿液,有效抑制结石生长,对于尿酸结石、钙性结石、胱氨酸结石均有较好的疗效。

骨桥蛋白与结石

骨桥蛋白是一种磷酸化的酸性糖蛋白质,广泛地分布于人体

多种组织和细胞中,参与组织修复、自身代谢等功能。骨桥蛋白
在早期细胞免疫应答、肉芽肿炎症、肿瘤发生及转移的作用中备
受关注。骨桥蛋白有明显促进肿瘤恶化的倾向,它可以看作是一
种恶性肿瘤生长的血清标志。在心血管系统中,骨桥蛋白是血管
细胞的主要黏附及趋化因子,与动脉粥样硬化斑块的钙化密切
相关。

　　在泌尿系统结石的形成方面,骨桥蛋白在肾脏远曲小管上皮
表达,抑制草酸钙结晶成核、生长和聚集。体外实验证明骨桥蛋
白可以降低结晶与肾上皮细胞的结合,在敲除塔赫蛋白的小鼠模
型中,给小鼠喂养乙二醇乙烯使小鼠草酸升高,可引起小鼠肾小
管内草酸结晶。另一组敲除塔赫蛋白的小鼠模型喂养乙二醇乙
烯和维生素 D,其骨桥蛋白水平比基准显著性升高,但仍发现草
酸钙结晶,由此推论骨桥蛋白可能与持续表达的塔赫蛋白协同作
用,构成可诱导的草酸钙结晶抑制物,防止结晶形成。尿液中抑
制物防御肾结石形成的能力有赖于该抑制物的足够浓度及其内
在的抑制能力。研究发现正常人尿中骨桥蛋白分子量为 $55\sim66$
千道尔顿,而肾结石患者尿液骨桥蛋白分子量明显减低,大约为
40 千道尔顿,这项研究表明骨桥蛋白的异常与肾结石的形成
有关。

肾钙素、塔赫蛋白与结石

　　尿中有两种糖蛋白,肾钙素和塔赫蛋白(Tamm-Horsfall pro-
tein,THP),这两种物质是草酸钙一水化合物结晶聚集强有力的
抑制物。

　　肾钙素是一种酸性糖蛋白,主要含有酸性氨基酸,在肾脏的
近曲小管和升支粗段合成。肾钙素有四种异构体:非结石患者尿
液中排泄大量具有最大抑制活性的两种异构体,而结石患者排泄
尿液中则富含缺乏抑制活性的两种异构体。含有 γ-羧基谷氨酸
残基的异构体具有抑制活性,在结石患者中分离出的异构体中缺

乏 γ-羧基谷氨酸。体外研究证实了肾钙素强烈抑制草酸钙一水合物结晶的生长。

塔赫蛋白为附膜糖蛋白,是由肾小管髓襻升支粗段和远曲小管的上皮细胞表达,其附着部位被磷酸酯酶或蛋白酶分解后释放到尿中,是尿中最丰富的蛋白。塔赫蛋白是一水化草酸钙结晶聚集有力的抑制物质,通过给敲除塔赫蛋白的小鼠喂食乙二醇乙烯和维生素 D 的动物实验提示该蛋白具有抵抗钙盐结晶过程的作用。

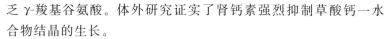

科学认识各种成石危险因素

尿液中成石因素的增加和抑制结石因素的减少导致尿液中晶核形成,结晶生长,结晶聚集再到结晶滞留,最后形成结石。代谢疾病、泌尿系统感染、泌尿系统梗阻是结石形成的病因。形成结石的危险因素和疾病很多,我们可以把这些因素分为自身很难更改的因素如性别、环境、职业、遗传等;自身可以改变的因素如饮食习惯、体重等;需要积极治疗的疾病因素如代谢性疾病、泌尿系统感染、泌尿系统梗阻等。关于饮食对泌尿系统结石的影响,我们应该辩证分析,并且区分结石体质和正常体质的不同,以"营养充足,膳食均衡"为饮食标准。

第三章
分门别类话尿石

女娲补天五色石，
精卫填海西山石，
愚公移山太行石，
尿路长的什么石？

现代化学、物理学及医学影像学技术的发展,使我们能够通过结石标本或者结石的影像学表现来分析其化学成分,对结石的治疗和个体化预防有重要意义。图 3-1 为广州医科大学刘必胜教授用开放手术所取出的结石制作的惟妙惟肖小盆景。由于目前治疗结石手术方法的不断进步,绝大多数的泌尿系统结石通过内镜下微创碎石取石手术将结石打碎后取出或者使其随尿液自然排出,已很少应用开放肾实质切开取石手术治疗,因此也很难见到这样大块的泌尿系统结石。

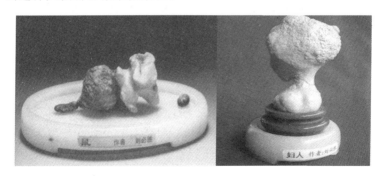

图 3-1 人体结石小盆景

尿石症的分类

泌尿系统结石形成原因复杂,结石的分类也比较复杂。目前常用的方法是根据形成结石的原发疾病、构成结石的晶体成分、结石的部位和在 X 线下结石是否显影来进行分类。概括起来,我们可以把结石分为以下几大类:根据导致结石的病因分为代谢性结石、感染性结石、药物结石和特发性结石。根据构成结石晶体成分是否含钙分为含钙结石和不含钙结石两大类。含钙结石包括草酸钙结石、磷酸钙结石、磷酸磷灰石和碳酸钙结石等;不含钙结石包括胱氨酸结石、黄嘌呤结石、尿酸/尿酸盐结石、磷酸镁铵结石和基质结石等。根据结石所在器官部位分为上尿路(肾、输尿管)结石和下尿路(膀胱、尿道)结石两类。根据腹部 X 线平片下结石是否显影分为阳性结石和阴性结石两类。

根据病因可以把结石分为哪几类

形成结石的各种因素最终是通过尿液中成石成分过度饱和、抑制结石成分减少导致结石的形成。了解和明确诊断结石形成的病因,在结石的治疗上就可采取治本策略。根据形成结石的疾病因素,我们可以将其分为代谢性结石、感染性结石、药物性结石等。

能够引起结石的代谢疾病有甲状旁腺功能亢进症、远端肾小管性酸中毒、痛风、长期卧床、结节病、皮质醇增多或肾上腺功能不全、甲状腺功能亢进或低下、急性肾小管坏死恢复期、多发性骨髓瘤、小肠切除、克罗恩病、乳-碱综合征等。这些疾病导致人体内分泌和代谢异常,引起尿液 pH 异常、高钙血症、高钙尿症、高草酸尿症、高尿酸尿症、胱氨酸尿症、低枸橼酸尿症等尿液成分改变,导致反复发作的泌尿系统结石。

泌尿系统本身疾病如尿路梗阻、感染和异物是诱发结石的主要局部因素,且三者之间可以相互促进,导致结石的形成。尿路梗阻包括机械性梗阻和非机械性梗阻两大类,机械性梗阻是尿路本身有狭窄或异物如输尿管狭窄(包括炎症性、肿瘤、外压性因素)等;非机械性梗阻是由于尿路本身肌肉蠕动的动力障碍,如神经源性膀胱和先天性巨输尿管症等。反复发作的泌尿系统感染导致肾盂肾炎是感染性肾结石的最常见原因,泌尿系统感染的常见细菌为变形杆菌、铜绿假单胞菌和金黄色葡萄球菌等,这些细菌产生脲酶,催化尿液中的尿素分解,升高尿液 pH,使离子铵可与尿中的镁和磷酸根结合,形成磷酸镁铵结石。在尿素分解时,还会产生大量的二氯化碳,解离出碳酸根,在碱性溶液中,钙和磷酸根化合生成磷灰石,然后再与碳酸根结合成碳酸磷灰石。

肾结石患者中由药物引起的比例较低,约占 1%。药物性结石可以通过增加液体摄入量和选择其他药物替代治疗来预防,应该引起重视。能够诱发结石形成的药物有两类:一类为能够促进尿液中形成结石的物质成分增多的药物,包括一些钙类补充剂、维生素 D、维生素 C 等,这些药物在人体内吸收和代谢的过程中会导致尿液酸碱度改变或者钙、磷等易形成结石的物质增多;另一类为溶解度相对较低的药物,这些药物在人体代谢后经尿液排出,因为其溶解度较低,尿液的轻度浓缩或正常状态就会析出形成结石,这类药物本身就是结石的成分,最常见的是磺胺类药物,此外还有利尿药氨苯蝶啶、抗病毒药茚地那韦(Indinavir)等,在服用这些药物后一定要多喝水,增加尿量。

根据构成结石的晶体成分可以分为哪几类

泌尿系统结石是由基质和晶体两部分组成,晶体是结石的主要组成部分,基质是结石的结构支撑部分,晶体连接犹如蜂巢的蜂房,基质犹如间隔。泌尿系统结石中绝大部分为晶体,占 97%,基质只占 3%左右。结石成分包括草酸钙类、磷酸钙类、磷酸镁铵、尿酸类和胱氨酸结石等,结石可以由单一成分组成,大多数是包含几种成分的混合结石。即使成分相同的结石的物理性质、影像学表现也不尽相同。电子计算机断层扫描（computed tomography，CT）是目前常用的疾病诊断设备，也是泌尿系统结石诊断的金标准，所有成分的结石在CT上都可以看到，不同成分的结石CT值不同。CT值是测定人体某一局部组织或器官密度大小的一种计量单位，通常称亨氏单位（Hounsfield unit，HU）。人体肠腔内空气的CT值为－1000HU，人体致密的骨头的CT值为1000HU。我们可以通过CT值的大小粗略判断结石的硬度，间接评估体外碎石的效果。因CT值在不同成分的结石之间常有交叉，因此，并不能准确区分结石的成分。图3-2为蜂巢结构示意图，便于大家理解晶体和基质的关系，图3-3为电子显微镜下草酸钙结石结晶和基质，图3-4为电子显微镜下堆积排列的碳酸钙结晶。

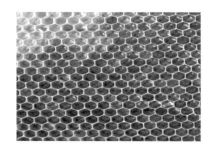
图 3-2　蜂巢的结构

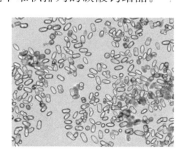
图 3-3　草酸钙结晶和基质

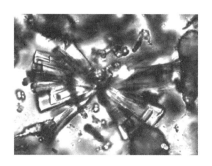

图 3-4　堆积排列的碳酸钙结晶

结石患病部位分类

泌尿系统结石根据结石位置不同分为上尿路结石和下尿路结石，上尿路器官包括肾脏和输尿管，下尿路器官包括膀胱和尿道。

根据肾脏结石位置不同可以分为：肾集合管结石、肾盏（肾盏憩室）结石和肾盂结石。肾脏内可形成较大的鹿角形结石。

通过体表的解剖标志可人为将输尿管分成上、中、下三段，以便于描述疾病所在的位置，并非是输尿管确实存在解剖性分段。通常把肾盂输尿管连接的部位到骶髂关节上缘段的输尿管称为上段输尿管，骶髂关节上缘至骶髂关节下缘段的输尿管称之为中段输尿管，骶髂关节下缘到膀胱段的输尿管称为下段输尿管。依此将输尿管结石分为上段、中段、下段结石。

前尿道和后尿道的区分特指男性尿道，女性尿道短而直，无需区分。前尿道包括阴茎悬垂部尿道和球部尿道，后尿道包括膜部尿道和前列腺部尿道。下尿路结石诊断定位为膀胱结石、后尿道结石和前尿道结石。图 3-5 为泌尿系统不同部位结石示意图。

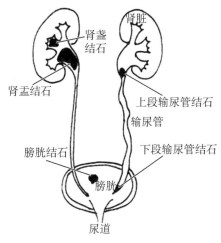

图 3-5　泌尿系统不同部位结石示意

阳性结石和阴性结石

尿路平片(plain film of kidney-ureter-bladder,KUB)是包括肾脏、输尿管、膀胱和尿道的腹部 X 线片,90％的泌尿系统结石都可以在尿路平片上发现,我们称之为阳性结石。阴性结石相对于阳性结石而言就是尿路平片不能显示的结石。对于肾绞痛症状明显,有血尿或镜下血尿等典型泌尿系统结石表现的患者,即使腹部 X 线平片未显示明显的结石影,也不能除外阴性结石的可能。当然,随着 CT 技术的应用,泌尿系统 CT 平扫可以显示阴性结石,为泌尿系统结石诊断提供更加准确证据。

察形观色辨结石

察形观色辨结石之草酸钙结石

草酸钙结石是所有结石中最常见的类型,占全部结石的86.7％左右。男性发病多见,患者多有家族史。草酸钙结石在酸性尿液环境中形成,晶体成分主要是一水草酸钙和二水草酸钙。一水草酸钙结石表面平滑,外观为褐色,外形为桑椹状或者沿着肾盂肾盏管腔结构而形成铸型、鹿角状的结石,结石质地坚硬不易碎(图 3-6)。二水草酸钙结石(图 3-7)表面粗糙,外观呈白色,质地松脆易碎,结石外表面粗糙,粗糙的结石表面摩擦刺激尿路黏膜更容易引起尿路黏膜的损伤出血,临床常表现为血尿。X 线平片能够清晰显示草酸钙结石形状、位置和大小,CT 值也较其他结石高。草酸钙结石的 CT 值一般在 1100～1500IIU,属于人体较硬的结石。从力学特征来说,脆性较大。

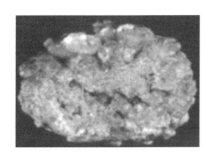 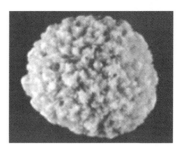

图 3-6　一水草酸钙结石　　　图 3-7　二水草酸钙结石

察形观色辨结石之磷酸钙结石

磷酸钙结石约占人体全部结石的 5%，以青壮年男性为多见，多有家庭高发史。磷酸钙结石（图 3-8）在碱性尿液环境形成，常因尿路感染和梗阻而引起，主要晶体成分为羟基磷灰石、碳酸磷灰石、二水磷酸氢钙和磷酸三钙等。结石的外表面为灰色，质地坚硬，剖开结石可见如树木年轮样同心层结构（图 3-9）。因为结石不能透过 X 线，所以在腹部平片（KUB）上显示清晰，为 X 线下的阳性结石。磷酸磷灰石的 CT 值通常为 $800\sim1100HU$。从力学特征来说，磷酸钙结石较脆。

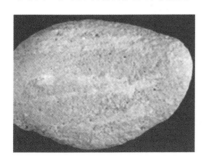 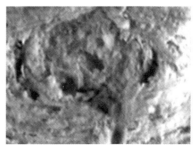

图 3-8　磷酸钙结石　　　图 3-9　磷酸钙结石剖面可见同心圆
　　　　　　　　　　　　　　　形态

察形观色辨结石之磷酸镁铵结石

磷酸镁铵结石约占全部结石的 3%，以女性为多见。磷酸镁铵结石是感染性结石，主要由六水磷酸镁铵组成，也可能含有磷酸钙以碳酸磷灰石的形式存在。磷酸镁铵这种结构最初发现于蝙蝠粪便中，被命名为鸟粪石。磷酸镁铵结石的发生与分解尿素的细菌感染相关。磷酸镁铵结石形成和生长迅速。体外实验发现，变形杆菌在 4 小时就能产生结石。由于这种结石生长迅速，易被肾内集合系统塑形，沿着肾盂肾盏结构往往可以长成较大的鹿角形结石。但鹿角形结石并非全是感染结石，草酸钙结石、胱氨酸结石也可形成鹿角形结石。

磷酸镁铵结石呈黄色或者灰色，鹿角状，质地松散易碎，为半透 X 线结石。磷酸镁铵结石的 CT 值通常为 500～800HU。图 3-10 为鹿角形磷酸镁铵结石。

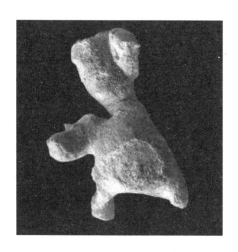

图 3-10　鹿角形磷酸镁铵结石

察形观色辨结石之尿酸结石

尿酸结石占全部泌尿系统结石 5％左右。尿酸结石形成的 3 个主要因素是酸性尿液环境（低 pH）、尿量少和高尿酸尿症。患者常常有尿酸代谢异常，男性多见，常见于痛风体质患者。尿酸结石主要晶体成分为无水尿酸、二水尿酸、尿酸铵和一水尿酸钠等。结石外观呈黄色或砖红色，形状为圆形或者椭圆形，表面光滑，结构致密，质地稍硬（图 3-11，图 3-12）。因其能透过 X 线，故腹部 X 线平片下显示不清，为阴性结石。尿酸结石的 CT 值较低，通常为 400～600HU，力学特征上属于脆性结石。

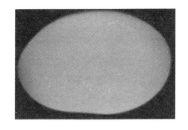
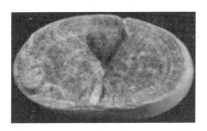

图 3-11　尿酸结石的光滑外观　　　图 3-12　尿酸结石剖面图

察形观色辨结石之胱氨酸结石

胱氨酸结石少见，占全部泌尿系统结石的 0.2％不到。在儿童泌尿系统结石中，胱氨酸结石占 10％以上。胱氨酸尿是一种常染色体隐性遗传疾病，由于小肠和肾小管对氨基酸转运缺陷，导致尿液中胱氨酸排泄过度。结石常在酸性尿液环境中形成，晶体成分为胱氨酸，显微镜下为独特的六角形结晶。胱氨酸结石外观呈土黄色，蜡样外观，表面光滑，可随着肾盂肾盏的形态而呈鹿角形。胱氨酸结石（图 3-13）质地比较软，韧性大，结石表面光滑，属于半透 X 线结石。胱氨酸结石的 CT 值通常为 600～900HU。

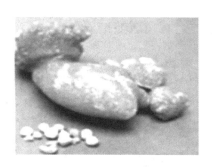

图 3-13　胱氨酸结石

察形观色辨结石之黄嘌呤结石

黄嘌呤结石很少见,常常被误认为尿酸结石。黄嘌呤结石是常染色体显性遗传代谢缺陷,因患者体内缺乏黄嘌呤氧化酶导致尿液黄嘌呤升高而形成黄嘌呤结石。黄嘌呤结石在酸性尿液环境中生成,晶体成分为黄嘌呤,外观呈白色或黄棕色,质地很脆,为阴性结石。

察形观色辨结石之基质结石

绝大部分泌尿系统结石的主要成分为晶体,基质只占 3% 左右。以基质为主组成的结石极其少见,较低的尿钙水平可偏向基质结石的形成。基质结石主要由蛋白质组成,其组成中约 2/3 为黏蛋白,1/3 为黏多糖。基质结石为典型的透 X 线结石,为阴性结石。

理化分析定成分

结石成分分析是结石的病理诊断

结石成分主要包括草酸钙结石、磷酸结石、尿酸盐结石、碳酸盐结石、胱氨酸结石等几类,大部分结石的成分不是单一的,但每一类结石都有对应的病因和易发因素。结石分析相当于结石的"病理"诊断,是诊断尿石症的一项重要技术。治疗前如果我们了解结石的大体成分对于我们选择治疗方案有重要意义,我们可以根据结石成分追本溯源了解是否由特定的疾病导致结石。精准的结石成分分析为深入探讨结石成因提供了重要的线索,也为制订合理的预防措施和是否适合选用溶石疗法提供重要依据,可为患者制订个性化的结石治疗预防指南。

结石成分分析方法

结石分析就是对所获取的患者结石样本进行成分分析,主要是包括物理分析方法、化学分析方法、微观结构分析方法等。化学分析方法是通过结石和相应的化学试剂反应情况来判断结石的成分。物理分析方法是通过光谱分析来了解结石的形态和结构,测定每种成分的具体含量。微观结构分析法是通过显微镜对结石内部的细微结构进行观测,从而分析判断结石的成分。目前,各大医院常用的结石分析方法为物理红外光谱分析法和化学分析法。

结石的化学分析法

化学分析法是通过结石样品和相应化学试剂发生反应情况来检测结石中所含有的各种离子,然后通过离子的成分进一步推断结石的成分。常用的试剂盒有尿酸试剂、氨试剂、磷酸试剂、盐酸试剂、草酸试剂、钙镁试剂、镁试剂、钙试剂、胱氨酸试剂等。化学分析法是较早应用于临床的分析方法,操作简单,费用低,可以基本满足临床需求。

但化学分析法有着许多不足之处,因为要和不同的试剂进行化学反应,所需要的结石样本较多;化学分析结果只能进行定性而不能进行定量分析,对于复合成分结石检测结果的准确性较低;因为没有对应的试剂盒,可能会遗漏一些罕见成分的结石或者遗漏一些未知的结石成分,例如二羟基腺嘌呤结石和一些药物性结石。目前,化学分析方法应用越来越少,临床上采用更精准的物理红外光谱法。

结石物理分析法

红外光谱分析法是目前最常用的物理分析方法,主要是通过结石红外光谱自动分析系统,对经手术、碎石和自行排出的结石进行分析,依据样品在红外光区吸收峰的特征来确定结石的结构和成分,可以进行定性和半定量分析。

红外光谱法的原理是当用红外光照射结石时,结石中的分子将会吸收一部分光能将其变为振动能,然后相应的光谱会出现于中红外区。它是由多根相隔很近的谱线组成的吸收带,因各种物质所具有振动能级的分子数不同,其吸收强度也会出现不同。通过仪器来测定结石的红外光谱,便可清晰地显示物质的结构特征。以波长或波数为横坐标,以百分吸收率或透过率为纵坐标,记录形成的谱带,即为该物质的红外光谱图。然后与标准图谱进行对照就可鉴别结石的特定成分,同时借助对比各组分的吸收峰强度对结石混合成分进行定量分析。

红外光谱法所需结石样本量较少,对结石的细小碎渣也能进行分析,检测速度快,灵敏度高,能够精准地分析结石各种成分,有较大的临床实用价值。红外光谱法是目前最理想的结石成分分析法,是结石成分分析的"金标准",在大多数三级医院易开展应用。红外光谱法需在取出结石后才能对结石进行分析,必须有结石样本。对实验室环境也有一定要求,要求无尘埃、无震荡的干燥环境。

解读结石分析结果报告

结石分析报告单一般由两部分组成,一部分为结石成分诊断,一部分为针对结石分析结果所给出的预防建议。图 3-14 为 35 岁男性结石分析报告单,因输尿管结石行输尿管镜下钬激光碎石手术,术中所取结石行红外光谱分析。报告给出红外光区吸收峰值曲线,横坐标为波长,纵坐标为吸收率,将光谱图与标准图谱对照,该结石主要成分为二水磷酸钙,次要成分为草酸钙。预防建议主要依据二水磷酸钙给出。因其是针对结石成分的精准个体化预防建议,在结石的复发预防中有重要意义。

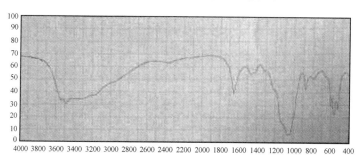

检测报告: 二水磷酸氢钙、一水草酸钙
　　　　　未检测出其他尿酸类、磷酸铵镁和胱氨酸成分

预防建议

　　含有二水磷酸氢钙的结石复发率很高,每年复发往往超过两次,此外,它还是所有结石中最硬的一种,体外冲击波碎石效果一般不佳,因而更应注意预防复发。

　　(1)大量饮水:每日饮水至少 2000 毫升(相当于一暖瓶),保证每日尿量 2000 毫升以上。

　　(2)限食钠盐:钠盐可造成尿钙排泄增加,所以每日食用氯化钠(食盐)不应超过 5 克,忌食味精、鸡精。

　　(3)限食蛋白:限食高蛋白、高钙和高磷食品,包括鱼、肉、肝、奶酪、各种坚果(栗子、杏仁、核桃等)。

　　(4)忌食草酸:高草酸食物主要包括苋菜、菠菜、大黄、芒果、草莓、芝麻、可可、巧克力、茶叶、各种坚果(栗子、杏仁、核桃等),应忌食或少食。

　　(5)适度运动:有利于微小的结石排出,但应防止过度运动导致脱水造成尿液浓缩。

　　(6)控制体重:肥胖易导致结石形成,肥胖者应减轻体重。

　　(7)定期体检:每 3 个月应常规复查泌尿系 B 超。

图 3-14　结石分析结果报告单

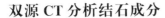

双源 CT 分析结石成分

通过 CT 值可以对结石的某些成分进行粗略判断,但由于不同结石成分的 CT 值重叠过大,使得通过 CT 值对结石进行成分分析很难应用于临床。双源 CT 双能量成像技术则弥补了普通 CT 的缺点。

双源 CT 能获得与传统的 X 线密度图像不同的反映物质化学成分的能量图像。根据不同结石在使用双能量成像技术扫描(DSCT)中获取能量图像不同的特点,分析出结石的化学成分信息。目前 DSCT 对以尿酸为主要成分的结石的灵敏度和特异度可达到 100%,可以有效地识别尿酸、胱氨酸、羟基磷灰石和草酸钙的结石,但是对含钙结石的几种亚型及其与磷酸镁铵结石的鉴别仍存缺陷,尚需进一步研究。

结石分析不是一劳永逸

鉴于结石成分分析的重要性,我们建议对所有结石患者的样本均应进行结石成分分析,根据分析结果进行精准预防。但结石分析结果不是一成不变的,如果出现以下情况就需要再次进行结石成分分析:根据结石分析结果采取针对性药物防治措施仍有新的结石再生;经过输尿管镜、经皮肾镜等有创治疗已完全清除结石后再生的结石;结石经治愈后数年未复发,近期再生的结石。

以结石分析结果为基础的个体预防原则

明确结石成分或者主要成分为结石治疗方法选择和预防提供了指导。一水草酸钙和透钙磷酸结石是坚硬的结石,通过体外冲击波碎石术不易击碎,通常不选择体外冲击波碎石方法治疗;尿酸结石在酸性尿液中形成,碱化尿液不仅能溶解已经存在的尿酸结石还能阻止新尿酸结石的形成;磷酸钙结石在碱性尿液中形成,尿 pH 增加是该型结石复发的危险因素,酸化尿液可预防结石形成;某些特殊成分结石提示存在潜在易感因素,应重视原发病的治疗,如磷酸钙结石更常见于原发性甲状旁腺功能亢进患者,而磷酸镁铵主要见于泌尿系统感染。

对于单一成分结石,如果该患者的尿液成分分析提示可能存在其他类型结石形成的高风险,预防策略仍是以该特定类型成分为基础;对于混合型结石,预防策略取决于具体的结石成分和存在的相对数量,若结石分析报告一枚结石含有95%草酸钙和5%磷酸钙,预防方案重点应是以预防草酸钙为主。

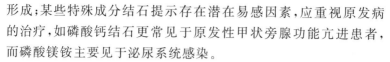

人体他处有结石

胆囊内的结石

胆石症就是胆道系统包括胆囊或胆管内发生的结石,长期食用高热量、低纤维素饮食、肥胖人群、久坐少运动人群、女性妊娠期、家族遗传、胆道感染、肝硬化及糖尿病等疾病引起患者胆汁中胆固醇含量或者胆红素的含量增多而形成胆囊结石和胆管结石。

结石在胆囊内长期刺激胆囊黏膜,可引起胆囊的慢性炎症及继发感染。当结石下行嵌顿在胆囊颈部或胆囊管后,还可引起胆囊的急性炎症。结石对胆囊黏膜的长期慢性刺激,有导致胆囊癌发生的可能。

胆石症的预防应注意平时清淡饮食,避免油腻的食物、控制体重、生活规律,注意多饮水,适当锻炼、心情舒畅。胆石症患者应到消化科、肝胆科或者腹部外科就诊。

胃内的结石

胃内的结石(胃石)主要是进入胃部的食物成分或者因为医学检查等需要进入胃内的有机物质(碳酸钙、钡剂、铋剂等)在胃

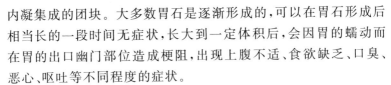
内凝集成的团块。大多数胃石是逐渐形成的,可以在胃石形成后相当长的一段时间无症状,长大到一定体积后,会因胃的蠕动而在胃的出口幽门部位造成梗阻,出现上腹不适、食欲缺乏、口臭、恶心、呕吐等不同程度的症状。

胃石症和泌尿系统结石的形成不同,我们最常见的是因进食柿子、山楂等含鞣酸较多的食物,鞣酸与食物中的蛋白结合形成鞣酸蛋白,易沉淀于胃内,形成胃石团块。可以通过 X 线片、CT、胃镜等检查确诊。小的胃石可以服用促进胃肠蠕动药物排出,大的胃石可以在胃镜下将胃石打碎为小块后取出或者经肠道排出。大而坚硬无法打碎的胃石就需要手术切开取出。

胃石的预防应注意以下几点:不食用未完全成熟的柿子、黑枣、山楂等水果,未成熟水果含鞣酸量更多,更易形成胃石;不要一次食用大量上述水果,应分次食用,以免在胃内聚积;服用碱性食物可以中和胃酸,预防胃石。

第四章

泌尿系统结石的临床症状和危害

尿路结石危害大，疼痛难忍易复发。

损伤黏膜致血尿，梗阻感染肾功差。

泌尿系统结石的主要症状是疼痛，大多数患者就医是由于难以忍受的肾绞痛而就诊。第二个常见症状是血尿，部分患者还会出现恶心、呕吐、尿频、尿急、里急后重等症状。结石造成上尿路梗阻导致肾积水，引起肾功能受损。若梗阻合并感染，患者可出现发热等症状。如果患者双肾结石造成梗阻，往往会出现尿毒症症状，如无尿，肌酐、尿素氮指标较高，严重者会有生命危险。结石长期慢性梗阻刺激尿路上皮出现炎症，有可能引起局部癌变。因此，泌尿系统结石患者应及时就医治疗。

上尿路结石的临床症状和体征

肾输尿管结石为什么会引起血尿

血尿是上尿路结石典型的临床症状。这是由于结石的活动摩擦肾盂肾盏或输尿管黏膜摩擦或局部炎症刺激，导致黏膜血管破裂出血。有的患者血尿症状较明显，尿液呈红色或茶色，出血量较多时伴有血块。血尿往往在腰、腹痛后发生，这时应考虑肾输尿管结石的可能。有些结石患者症状不明显，尿常规检查时发现镜下血尿，进一步行 B 超、X 线腹部平片或 CT 偶然发现结石。

什么是血尿

血尿（hematuria）指尿中含有过多的红细胞。离心后的尿液标本每高倍视野（×400）中红细胞计数≥3个时称为镜下血尿；而每1000毫升尿液中含有1毫升以上血液时可呈肉眼血尿。血尿程度与疾病的严重程度无明显相关性，但是血尿程度越重时，发现病变的概率就越大。泌尿系统结石刺激尿路黏膜，结石活动，或者结石继发感染可导致尿路黏膜出血，引起肉眼血尿或镜下血尿。当然，除结石可能引起血尿外，泌尿系统肿瘤、黏膜小血管病、肾结核、肾挫裂伤等也可以引起血尿。

肾输尿管结石为什么会引起腰痛

腰部疼痛是上尿路结石典型的临床症状。如果一侧突发腰腹疼痛或绞痛伴血尿，首先应考虑肾输尿管结石的可能。肾输尿管结石引起的腰痛与结石大小、有无活动、有无梗阻和是否合并感染有关。75％的肾结石患者会伴有腰痛，较大肾结石活动度较小，因此多为腰部钝痛、隐痛，或者仅表现为腰部酸胀，甚至没有腰痛的感觉。当较小的肾结石在肾盂内移动或者下降后在输尿管内移动时可引起明显的腰部疼痛，患者常表现为绞痛。

泌尿系统结石的疼痛特点

泌尿系统结石引起的疼痛可呈剧烈绞痛，也可以表现为隐痛或钝痛，呈持续性或间歇性。疼痛与泌尿系统空腔脏器内压升高、实质器官包膜张力增加或平滑肌痉挛有关。由于泌尿系统多受自主神经支配，疼痛的定位往往不准确。肾区痛一般局限于一侧肋脊角，呈持续性钝痛或阵发性绞痛，运动后疼痛可能加剧。钝痛多见于肾脏或肾周感染、积水等，因肾包膜扩张并受牵引所致。绞痛多见于肾内小结石引起上尿路急性梗阻，也见于血块、脱落组织等阻塞肾盂出口处或输尿管，引起输尿管平滑肌痉挛、肾盂内压力升高,表现为肋腹部突发性剧痛,呈阵发性。绞痛常放射至肋腹部、脐部、腹股沟处、睾丸或大阴唇及大腿内侧。肾脏剧烈胀痛多见于肾脓肿、肾梗死、肾周围炎等急性炎性疾病,常伴全身症状,如寒战、高热等。肾绞痛常伴发血尿,应仔细询问两者出现的时间顺序:绞痛先于血尿者,多见于上尿路结石;当血尿先于绞痛时,则可能由血块阻塞输尿管所致,应排除肾肿瘤等疾病。

什么是肾绞痛

泌尿系统结石尤其是输尿管结石导致的突然发作的肾区剧烈疼痛称为肾绞痛,从疼痛分级来说,肾绞痛是最严重的10级疼痛,急性肾绞痛大多是由于结石所致,而且大部分发生于输尿管结石,故所谓的肾绞痛其实很大一部分是输尿管绞痛。肾绞痛不是一个独立的疾病,是由于多种原因导致的肾盂或者输尿管平滑肌痉挛所致的疼痛症状,其发病往往没有任何先兆,疼痛程度剧烈。

泌尿系统结石为什么会引起肾绞痛

当泌尿系统结石在肾盂、输尿管内急促移动或突发嵌顿,导致上尿路急性梗阻,由于管腔内壁张力增加,这些部位的疼痛感受器受到牵拉后引起剧烈疼痛。另外,输尿管或肾盏壁水肿和平滑肌缺血使炎症递质增加,激活了更多的疼痛感受器,进一步加重了痛感。

肾绞痛发作的表现是什么

肾绞痛会突然发作,多数发生在夜间或早晨,疼痛呈阵发性,持续数分钟或数小时,不少患者由于难以忍受疼痛表情异常痛苦、大汗淋漓、坐卧不安、呻吟不已、双手紧压腰部或腹部,甚至身体蜷曲,有时难以配合医生的体检。肾绞痛可沿腰部向下放射,引起下腹部、腹股沟、会阴部或骶尾部疼痛。此时患者肾区常有

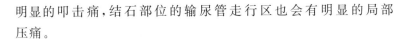

明显的叩击痛,结石部位的输尿管走行区也会有明显的局部压痛。

为什么有的肾结石不痛

有些肾结石或输尿管结石不易移动,没有造成嵌顿,不引起梗阻或引起慢性梗阻,因此不会引起明显疼痛。但这类结石容易被忽视,如长期无法排出,可能因肾积水或合并感染导致肾功能受损。

肾输尿管结石为什么会引起恶心和呕吐

有些患者发作肾绞痛时伴有恶心、呕吐症状,这是由于肾脏的神经传导与胃肠道的神经传导部分重叠,都是经腹腔神经节负责传导,因此肾绞痛时,恶心、呕吐等症状比较常见。另外,因局部刺激作用,还可能引起肠梗阻、肠蠕动停滞、腹泻等消化道症状。因此,泌尿系统结石肾绞痛需要与急性胃肠炎、急性阑尾炎、结肠炎和输卵管炎等盆腹部疾病相鉴别。

输尿管结石为什么会引起尿频、尿急和大便次数增加

肾输尿管结石患者在排石过程中,当结石向下移动到输尿管下段接近膀胱时,结石导致输尿管痉挛可引起膀胱刺激症状,患者表现为下腹部疼痛,常伴有尿频、尿急和里急后重症状。体格检查时患侧下腹还可有局部压痛。

泌尿系统结石为什么会引起肾积水

当肾结石随尿液进入输尿管或肾盏结石嵌顿于狭窄的肾盏颈口时,可造成输尿管或局部肾盏的堵塞,此时梗阻近端尿液排出受阻,尿液淤滞,可造成结石梗阻上方的输尿管肾盂或局部肾盏扩张,达到一定程度就形成临床上的肾积水。长期严重的肾积水可引起肾功能损害,甚至继发感染。

什么是肾区叩击痛

肾脏叩诊是检查肾脏是否正常的一项辅助检查方法。目的是了解肾有无叩击痛。检查时患者采取立位、坐位或侧卧位,医生用左手掌平放在患者的肾区,右手握拳用由轻到中等强度的力量向左手背进行叩击。正常时肾区无叩击痛,当有肾盂肾炎、肾结石、肾周围炎及肾炎时,会有不同程度的叩击痛。

泌尿系统结石患者为什么会发热

上尿路结石梗阻有时候会引起严重泌尿系统感染,患者可出现急性发热症状。对于有尿路梗阻,特别是输尿管结石引起的上尿路梗阻的患者,发热症状的出现提示败血症可能,必须及时解除梗阻因素,引流尿液,积极抗感染治疗。发热伴膀胱刺激征和肾区叩击痛时,应考虑肾盂肾炎、肾周围炎或肾周脓肿等疾病。

下尿路结石的临床症状和体征

膀胱结石为什么会引起排尿中断

排尿中断是膀胱结石的典型症状之一,患者在排尿时膀胱内的结石会随着尿液的流动而移动至膀胱颈口,堵塞膀胱出口,引起排尿中断。患者改变体位结石移动后才能继续排尿。排尿中断时还会引起剧烈疼痛,并放射至阴茎、阴茎头和会阴部。膀胱结石严重者甚至会发生急性尿潴留。

膀胱结石能自行排出吗

膀胱结石有两个来源,一部分是在膀胱内形成的,一部分是从上尿路形成后再排到膀胱内。膀胱内原发的结石患者多合并

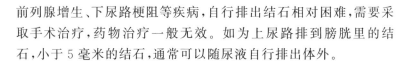

前列腺增生、下尿路梗阻等疾病,自行排出结石相对困难,需要采取手术治疗,药物治疗一般无效。如为上尿路排到膀胱里的结石,小于5毫米的结石,通常可以随尿液自行排出体外。

尿道结石和尿路结石是一回事么,尿道结石有什么表现

尿路结石就是本书中讨论的泌尿系统结石,是指发生在肾盂肾盏、输尿管、膀胱和尿道任何部位的结石,包括上尿路结石和下尿路结石。尿道结石是发生在尿道内的结石,属于下尿路结石。尿道结石较少见,绝大多数是来自于肾和膀胱的结石嵌于尿道所致,也有少数发生于尿道狭窄、异物或开口于尿道的憩室中的原发性尿道结石。尿道结石主要发生于男性,主要症状为排尿困难、点滴状排尿及疼痛。结石完全堵塞尿道可发生急性尿潴留。

肾输尿管结石排到膀胱里就不痛了么

一般来说,输尿管结石继发上尿路梗阻,当结石发生嵌顿或移动时,可引起肾绞痛,输尿管排石过程中,结石下移接近膀胱时还可引起尿频、尿急、里急后重等刺激症状。当结石通过输尿管口排入膀胱内时,疼痛和刺激症状可明显缓解,而且一般情况下,排入膀胱的上尿路结石多可以随着患者排尿排出体外。

膀胱结石患儿的表现有哪些

小儿膀胱结石多为原发性膀胱结石,较少见,可能与断奶后的营养不良、低蛋白饮食有关。当结石嵌顿到尿道内口时,患儿常表现为疼痛难忍,大汗淋漓,大声哭叫,用手牵拉或搓揉阴茎或用于抓会阴部,患儿常变换各种体位以减轻痛苦。

肾输尿管结石的危害

肾结石不痛就可以不用管吗

泌尿系统结石典型的症状是剧烈绞痛,引起疼痛的原因主要是结石从肾脏排入并堵住了输尿管,肾盂和输尿管就会强烈的收缩,对抗这个堵塞以便把肾脏产生的尿液挤出去,这种强烈的收缩就会导致肾盂输尿管的肌肉痉挛引起疼痛。但是,对于泌尿系统结石患者来说不痛并不代表没事。有的结石患者急性期疼痛过后,结石刺激梗阻部位产生炎性肉芽组织,导致输尿管狭窄,梗阻部位以上发生输尿管扩张、肾脏积水;有的结石较大,没有引起梗阻疼痛症状,未加以重视,可能导致肾脏严重积水;严重积水的肾脏内压力明显增加,肾功能会受到损害甚至丧失,感觉神经遭到破坏,疼痛的敏感性降低或消失,此时反而不会疼痛。肾脏积水会导致结构慢慢被积水挤压侵蚀,最终引起肾脏功能完全被破坏。在临床上,我们也碰到过患者因为两侧尿路结石,导致肾脏功能完全丧失的个案。因此,肾结石患者要及时复查,尽早处理,预防肾脏功能的损害。

肾积水有哪些危害

输尿管结石引起上尿路梗阻时,结石近段输尿管及肾盂压力增加,近段输尿管扩张和肾盂积水,造成肾功能损害。有时输尿管结石梗阻引起肾积水,继发感染,导致急性肾盂肾炎、肾积脓,甚至引起全身脓毒症,危及生命。

肾输尿管结石越大症状越重么

肾输尿管结石的大小与疼痛和血尿程度不一定成正比。有时较大的肾结石或固定于肾盏内的结石因位置固定可不出现症状,而活动范围较大的小结石因随体位变化而活动频繁,或堵塞输尿管诱发肾绞痛。输尿管结石的临床表现因结石位置的高低和局部停留的时间长短不同而表现各异。如果结石不活动,无明显梗阻和感染,可无自觉症状。

什么是结石继发上尿路梗阻

当结石停滞于输尿管内时,结石近端尿液引流受阻,尿液淤滞,B超或CT等影像学检查可见输尿管结石、输尿管肾盂扩张,甚至同侧肾盂积水,这时称为输尿管结石继发上尿路梗阻。

上尿路梗阻有哪些危害

上尿路梗阻除了可引起疼痛外,长期肾积水可导致同侧肾功能损害。上尿路梗阻还可能会继发感染,导致急性肾盂肾炎、肾积脓,甚至引起全身脓毒症,危及生命。结石长期停留在输尿管的某一部位,会刺激输尿管黏膜发生炎症、水肿,息肉形成,甚至导致尿路黏膜恶变。

上尿路结石梗阻为什么会引起发热

当输尿管结石或肾盏结石引起梗阻时,肾盂积水尿液淤滞可能会导致细菌感染,从而引起急性肾盂肾炎,甚至肾积脓。患者可表现为寒战、高热,甚至出现感染中毒性休克。

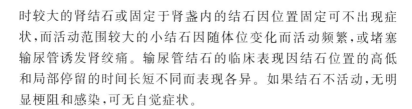

下尿路结石的危害

前列腺肥大为什么会导致膀胱结石

膀胱及尿道结石属于下尿路结石,大部分来自上尿路结石。

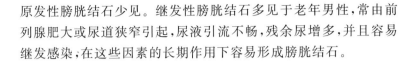

原发性膀胱结石少见。继发性膀胱结石多见于老年男性,常由前列腺肥大或尿道狭窄引起,尿液引流不畅,残余尿增多,并且容易继发感染;在这些因素的长期作用下容易形成膀胱结石。

膀胱结石有哪些危害

膀胱结石除了会引起排尿困难、尿痛和血尿以外,结石长期刺激膀胱三角区及双侧输尿管口,可引起输尿管口慢性炎症,并逐渐形成输尿管口瘢痕狭窄而引起上尿路积水,影响肾功能。长期的结石刺激膀胱黏膜,可导致膀胱黏膜病变,引起膀胱炎、乳头状瘤,甚至继发膀胱恶性肿瘤。巨大结石长期压迫膀胱壁及周围组织可引起缺血坏死,造成膀胱直肠瘘、膀胱阴道瘘。膀胱颈部结石嵌顿的患者,尿液潴留量较多,膀胱用力收缩时可造成膀胱破裂。

第五章

泌尿系统结石的诊断和鉴别诊断

一问病史二症状,三叩肾区四检查。

尿中常见红细胞,影像确诊少不了。

阑尾结肠易混淆,鉴别诊断排除掉。

泌尿系统结石的诊断,一方面依据患者的临床表现(如肾绞痛、血尿、肾区叩击痛等),另一方面要靠辅助检查(化验检查,如尿常规检查、血液和尿液的钙磷、尿酸检查等;影像学检查)。泌尿系统超声是较简便且无创检查方法,另外,如果有一些比较难以诊断的结石患者,可以采取 X 线片、CT、核磁及泌尿系统的造影来进一步明确,CT 平扫是目前泌尿系统结石诊断的金标准。

泌尿系统结石的诊断要点

泌尿系统结石诊断的相关症状

疼痛:一般可为肾区、下腹部、会阴部钝痛和(或)绞痛。婴幼儿则表现为哭闹不安、面色苍白、出冷汗等症状。

血尿:镜下血尿或肉眼血尿。

恶心和呕吐:常伴随肾绞痛出现。少数患者甚至主要表现为胃肠道症状,除恶心、呕吐外还会出现厌食、腹胀、腹痛、便秘等症状。

尿路刺激症状:合并感染者可有尿频、尿急、尿痛、腰痛等症状,严重时会出现发热。

排石症状:尿液中可有小结石或尿砂排出。

尿闭：双侧输尿管结石引起两侧尿路梗阻性尿闭，或一侧结石梗阻而对侧发生反射性尿闭，出现少尿或无尿。

泌尿系统结石诊断的实验室检查

血液化验：包括血常规、肾功能、血电解质、凝血功能等，以了解血中钙、磷、尿酸、肌酐、血钾等含量。

尿液化验：尿常规有时可查到红细胞、白细胞等。尿液分析可测定尿中钙、磷、草酸、胱氨酸和尿酸含量。

泌尿系统结石诊断的影像检查

泌尿系统结石影像学检查中 B 超是最简便且无创伤的检查方法，但常受肠道内气体干扰，影响输尿管结石的诊断。腹部 X 线平片可以显示阳性结石的位置及大小。CT 平扫是目前泌尿系统结石诊断的金标准。另外，磁共振、泌尿系造影、肾动态检查对结石的诊断和肾功能的判断亦有一定的意义。

膀胱镜检查可了解有无膀胱结石，观察两侧输尿管开口及其排尿情况，并可行输尿管逆行插管造影。

血液和尿液化验在泌尿系统结石诊断中的意义

诊断尿路结石为什么还要抽血、留尿

通过留取晨起新鲜尿液，可以了解红细胞和白细胞的数值，看是否出现血尿和脓尿。测定尿 pH，能反映体内酸碱代谢与肾脏对 pH 的调控能力。有时尿中能见到结石的特殊结晶和结晶团块。通过留取新鲜中段尿进行尿培养和药敏试验检查，判断是否有细菌感染，对细菌培养阳性者在进行药物敏感试验后，可以

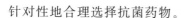

针对性地合理选择抗菌药物。

对结石患者进行常规的血液分析,测定钙离子、尿酸、肌酐等项目的值可以分析是否由甲状旁腺功能亢进、维生素 D 增多症及代谢疾病引发的尿路结石,结石对肾功能是否产生影响。

为什么要给泌尿系统结石患者做尿液检查

尿路结石的主要成分是无机盐和有机盐(如草酸钙、尿酸与尿酸盐、磷酸钙和磷酸镁铵等),其次是基质(主要来源于尿中黏蛋白)。对于泌尿系统结石患者在医院检查时,常常要做尿液检查分析。尿液中成石成分的实验室检查有助于确定结石成分,分析结石形成原因,为诊断和治疗提供帮助。

怎样正确留取尿液标本

尿常规化验的标本应该是留取新鲜尿液,一般留取中段尿液,男性患者留尿前用清水洗净阴茎头,包皮过长者应该显露尿道外口,清洗后留取尿液标本。

尿液检查异常的临床意义及与结石的关系

pH 数值表示尿液的酸碱度,部分结石与尿液的 pH 有关,感染性结石患者的新鲜尿液的 pH 常可高于 7.0,尿酸结石患者的尿液 pH 常低于 5.5。

尿钙排泄量超过正常参考值称高尿钙,是形成尿结石的重要因素。尿钙排泄总量与饮食摄取、肠道吸收、肾脏功能、甲状旁腺作用和血钙水平有关。引起高尿钙的疾病很多,与尿石症关系密切的是伴高血钙的原发性甲状旁腺功能亢进和不伴高血钙的远端肾小管性酸中毒、糖皮质激素过多和特发性高钙尿等疾病。低钙饮食时尿钙<3.75 毫摩/24 小时,一般饮食时尿钙<6.26 毫摩/24 小时,高钙饮食时约 10 毫摩/24 小时。

尿中无机磷排出增加,使磷酸盐易在尿中形成结晶,形成微小核心,导致草酸钙结石的形成或成为含钙尿结石的组成成分。尿磷正常范围参考值:12.9～42.0毫摩/24小时。尿镁可以预防结石形成,镁缺乏可以促进结石形成。尿镁低于正常者为低镁尿,可能是尿结石形成原因之一。尿镁正常范围参考值:3.0～5.0毫摩/24小时。

尿酸为体内嘌呤的代谢产物。24小时尿酸排出量超过正常参考值则为高尿酸尿。最常见原因是摄入过量的高嘌呤食物所致,也见于肾衰竭。部分尿酸结石和特发性含钙肾结石患者可出现高尿酸尿。尿酸的正常范围参考值:2.4～4.1毫摩/24小时。

枸橼酸可以降低尿钙饱和度,且可直接抑制钙盐结晶。低于正常值为低枸橼酸尿,是肾结石形成的重要致病因素。在肾小管性酸中毒和部分特发性含钙肾结石患者中,可见尿枸橼酸浓度明显降低。正常情况下尿中枸橼酸>320毫克/24小时。

尿草酸是形成含钙结石的重要因素。尿中草酸的来源主要是内源性的,占85%～90%,从食物中直接摄取的只占10%～15%。尿草酸大于500毫摩/24小时为高草酸尿。尿草酸盐增加是形成结石最主要的致病因素。原发性高草酸尿是一种罕见的遗传性疾病,患者每24小时可排出大于1000微摩尔的草酸。尿草酸正常范围参考值:91～456微摩/24小时。

尿中胱氨酸排泄量超过正常参考值时称为高胱氨酸尿。胱氨酸尿症是一种先天性遗传性疾病,是由于肾近曲小管和空肠黏膜对胱氨酸吸收不良造成的。患者尿中胱氨酸含量远远高于正常值,尿中可出现胱氨酸结晶,易引起尿路复发性胱氨酸结石。正常范围参考值:83～830微摩/24小时。

影像学检查在泌尿系统结石诊断中的意义

泌尿系统结石可能会导致疼痛和血尿,但是少数患者可以没有任何症状,只是在体检时才偶然发现。诊断泌尿系统结石常用的影像学检查包括 CT、B 超、X 线等(图 5-1 至图 5-3)。一般来说,首选 B 超进行检查,因为 B 超经济、实惠、无创,而且没有辐射,可以反复多次进行。B 超不仅能对泌尿系统结石的有无做出明确的诊断,还可以对结石的大小、部位以及形态,还有是否形成梗阻以及梗阻的严重程度做出详细的描述。有些患者可能结石比

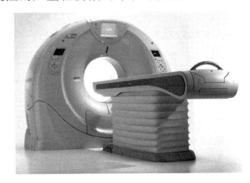

图 5-1　螺旋 CT

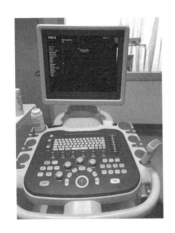

图 5-2　彩色超声机

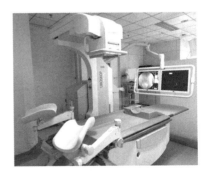

图 5-3　X 线检查床

较小,通过 B 超看得不是很清楚,可能需要进一步行尿路平片、静脉肾盂造影、泌尿系统 CT 等检查才能明确。磁共振(MRI)对尿路结石诊断效果差,但磁共振无需造影剂、无放射性,检查方便,可避免由于输尿管逆行插管或肾穿刺造影的复杂性及痛苦,对于不适合做静脉肾盂造影的患者(如造影剂过敏、严重肾功能损害、老年人、孕妇和儿童等)可考虑采用。

泌尿系统结石影像学检查之泌尿系统平片

泌尿系统平片(KUB)是最常用于泌尿系统结石的检查方法,属于 X 线检查,因此有一定的辐射(图 5-4)。KUB 可适用于绝大多数患者,孕妇忌行 KUB 检查。泌尿系统平片常摄取仰卧前后位片,范围包括两侧肾脏、输尿管及膀胱,即从第 11 胸椎开始至耻骨联合或稍低。KUB 能显示肾脏位置、大小和轮廓的改变,亦可显示泌尿系统的结石和钙化,但是 KUB 不能检出透 X 线的阴性结石,不能观察梗阻引起积水的程度,亦无法评价肾脏的排泄功能。

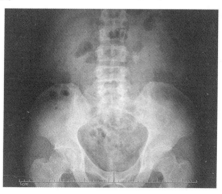

图 5-4　KUB 影像

腹部平片检查前需要哪些准备

泌尿系统平片检查前准备主要包括检查前 1 日少渣饮食,睡前服缓泻剂,如酚酞片、液状石蜡或番泻叶汤等。清洁灌肠往往能使结肠积气、积液,反而不利于结石的显示,故不作常规准备。

泌尿系统平片检查有哪些步骤

为保证泌尿系统平片检查效果,被检查者应避免穿着带有各种金属、珠子、闪片、烫字画的外衣和内衣。检查前掏空口袋,摘掉项链、耳环、吊坠等饰物,去除检查部位的膏药、敷料贴等。在摆好体位后均需保持不动,直到检查结束。

有泌尿系统结石病史和典型的症状体征,泌尿系统平片为何不能显示

泌尿系统平片检查简便,但有的患者虽然有泌尿系统结石病史和典型的症状体征,但平片却不能显示。研究显示 KUB 对泌尿系统结石的敏感性和特异性为 44%~77%,其原因大体如下。

①"透光性结石":泌尿系统结石在 X 线照片上的表现主要取决于它的化学成分。草酸盐、磷酸盐等含钙较高的结石,由于其密度高,在平片上能显影,一般称"阳性结石"或"不透光性结石"。尿酸盐、胱氨酸等含钙较少的结石,因 X 线能穿透它,所以 X 线不能显示,故又称"阴性结石"或"透光性结石"。②微小结石:一般认为,小于 3 毫米的泌尿系统结石,因体积小,往往难以在平片上显示。③腹部胀气,特别是急性肾绞痛发作时,没有充分的肠道清洗准备,肠腔内积聚较多粪便,或因结石与肋骨、盆骨、脊柱重叠等往往易被忽略。

泌尿系统结石影像学检查之静脉肾盂造影

静脉肾盂造影(intravenous pyelography,IVP),又称排泄

性尿路造影(excretory urography)(图 5-5)。造影剂注入静脉后,几乎全部以原形经过肾小球,肾小管浓缩排出使之显影,不但可以显示肾盂肾盏、输尿管及膀胱内腔解剖形态,而且可以了解两肾的排泄功能。IVP 适用于多种尿路疾患的检查。碘过敏者、严重肝肾功能不全以及心血管疾病者禁做该项检查。

IVP 的主要价值:①既可清晰显示肾盏和肾盂破坏、受压、变形和移位情况,又可以发现尿路扩张、积水和充盈缺损改变,对病变定位准确,对于鉴别诊断也有较大帮助;②可发现并诊断上尿路畸形,如重复肾或双肾双输尿管畸形等;③通过观察肾实质显影情况初步判断肾排泄功能。

IVP 的不足有:①图像质量及阳性率受诸多因素影响,如肾功能、静脉石、血管钙化、肠道积气、肥胖等;②重度肾盏、肾盂、输尿管积水患者,尿路不显影或显影欠清晰;③不能发现膀胱输尿管反流。因此,随着 CT 平扫和增强技术的提高,大部分的静脉肾盂造影检查已被其替代。

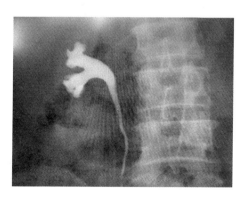

图 5-5　IVP 影像

静脉肾盂造影检查前准备

静脉肾盂造影检查前放射科医护人员或医师应先询问患者是否有糖尿病、气喘、心脏病、肾脏疾病和甲状腺疾病,如若患有这些疾病则对显影剂有较高变态反应的危险性,或引发可能的并发症。在注射显影剂之前,行碘过敏试验确定患者是否对造影剂过敏。检查前还应常规肠道准备,以尽可能清除肠道内气体和粪便,并限制饮水。

静脉肾盂造影检查有哪些步骤

静脉肾盂造影检查前应常规肠道准备,尽可能清除肠道内气体和粪便,并限制饮水。①先将尿液排空。②更换检查衣(避免穿着带金属物的衣物)。③屈膝平卧、系好腹压带。④检查前应摄泌尿系统平片。⑤由前臂静脉内慢慢注射造影剂(目前常用非离子型造影剂,如碘海醇等)。⑥造影剂注射完毕后,腹部加压(具体压力因人而异),在 5～10 分钟及 15～20 分钟摄两侧肾区片。如两次摄片显影清晰,则可在 30 分钟左右去掉腹压带,拍摄包括肾、输尿管和膀胱的全尿路片;如肾显影不满意,则可增加摄片次数、延迟摄片时间或进行大剂量静脉点滴造影。每次拍片患者应配合憋好气。⑦检查完毕后嘱患者多饮水,以使造影剂尽快排出体外。

泌尿系统结石影像学检查之彩色多普勒超声

泌尿外科超声检查是采用超声波获得泌尿生殖系各脏器及组织结构的声学图像。多普勒血流成像(彩超),将多普勒效应产生的正值频移与负值频移用两种不同的彩色表达,频移值的大小用彩色的亮暗度或"红→黄""蓝→绿"色谱表达,并叠加在二维灰阶超声图上,表示血液在血管腔的流动状态。因此多普勒超声是在 B 超的基础上叠加了彩色血流信号,除了有黑白超声的功能外,还有血流动力学的功能(图 5-6)。

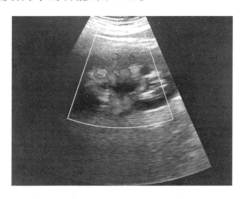

图 5-6　多普勒彩超影像

泌尿系统超声检查前准备

单纯的肾脏检查一般可以不用特殊准备,但是如果泌尿系统超声包含了肾脏输尿管和膀胱(男性含前列腺),需要检查前 1～2 小时饮水,保留适量尿液,让膀胱充盈。必要时饮水后服用呋塞米或注射呋塞米或通过导尿管向膀胱注入无菌生理盐水 250～400 毫升。有留置导尿管的患者,应在检查前 2 小时将导尿管关闭。

正常肾脏声像图

超声检查能描述肾脏的位置、大小、形态、包膜、皮质和髓质的厚薄、肾脏有无病变以及病变的性质等(图 5-7)。超声纵向扫描肾脏呈蚕豆形,右肾位置较左肾偏下,左侧肾脏因靠近脾脏可见单驼峰征。肾脏可分为肾实质和肾窦,肾窦超声成像呈强回声,肾实质呈低回声。肾实质可分为外层皮质区和内层髓质区

（锥形回声），髓质间为肾柱。正常成人肾脏长 10～12 厘米，右肾略长于左肾。肾皮质厚度需从肾锥体底部测量，一般为 7～10 毫米。肾脏多普勒超声扫描可准确评估血管灌注情况，肾动脉和小叶间动脉频谱多普勒检查可评估收缩期血流峰值、阻力指数和血流速度曲线，如肾动脉收缩期血流峰值≥180 厘米/秒是肾动脉狭窄≥60％的预测指标，阻力指数≥0.70 提示肾血管阻力异常。

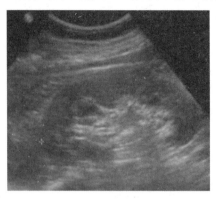

图 5-7　正常肾脏超声影像

肾结石超声声像图

典型肾结石的超声表现是位于肾窦内的强回声光团，并且伴有声影。根据肾结石大小、位置及梗阻情况，超声可有不同的表现。①肾内小结石：一般出现在肾乳头旁，表现为圆形或椭圆形的强回声斑点，周围有少量无回声区，后方可有淡声影，有的则不明显。②中等大小结石：高强团状回声一般呈新月状，后方声影明显。③鹿角状结石：大而分叉，形态不规则，超声往往仅显示局部突起的表面，呈几个孤立的强光团或弧形强回声带，像多个结石，但连续扫查可出现互相连续的一体。④肾结石合并积水：近端扩张积水，如肾盏颈部梗阻引起肾盏扩张，肾盂输尿管连接部梗阻则表现为肾盂甚至肾盏扩张积水（图 5-8）。

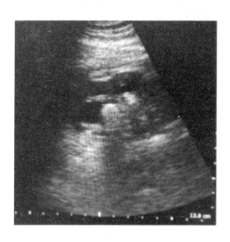

图 5-8　超声示肾结石伴肾盏积水

肾积水的超声图像

超声检查对肾积水的诊断甚为敏感,不需要造影剂,不会有碘过敏(图 5-9)。可同时显示肾盂、肾盏、肾实质,对判断上尿路梗阻情况有临床价值。轻度肾积水,在声像图上出现肾窦分

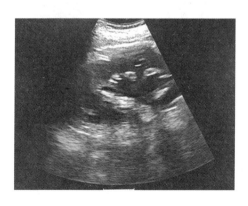

图 5-9　超声示肾积水

离,肾盂肾盏均有轻度积水,但肾实质厚度和彩色血流不受影响,肾盂扩张分离2～3厘米。中度肾积水,肾窦回声中出现无回声区,因各人肾盂肾盏原来形态不同,显示各种形态的肾积水声像图,肾盏积水明显可见,肾盂分离3～4厘米。重度肾积水,肾脏体积增大,形态失常,肾盂肾盏明显扩大,显示各种形状的无回声区,肾实质明显变薄,甚至表现为整个肾区均为液性暗区,其间有受压呈线状分隔肾柱的回声,呈放射状排列,各暗区相互连通,整个图像极似调色碟样,肾实质内彩色血流明显减少或消失。

输尿管结石超声声像图

正常情况下超声很难探及输尿管。当输尿管扩张的声像图为无回声管状结构,重度积水者可呈纡曲的囊状结构。同侧的肾盂扩张并与输尿管相通,沿扩张的输尿管向下追踪,可发现梗阻部位和病因。输尿管结石可出现典型声像图,即输尿管腔内强回声光团,伴声影,大部分停留在输尿管的狭窄并伴有肾积水(图5-10)。约5%的泌尿系统结石,X线平片不显影,而超声检查可以

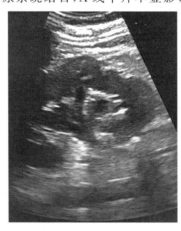

图 5-10 输尿管结石伴肾积水

显示。但是超声扫查输尿管结石有其局限性,尤其是中段结石受肠道气体影响不易显示。但可作为一种检查方法,对少数 X 线片不易显示的结石,超声有其独特的优越性,在某种程度上可弥补 X 线检查的不足。

膀胱结石超声声像图

超声检查在膀胱结石的检测中正确率最高,为临床首选的方法。检查前可饮水,以适度充盈膀胱。一般采用经腹超声探测法,取仰卧位,探头置于耻骨联合上方,做纵向和横向扫查。典型膀胱结石超声显示为弧形强回声伴有后方声影,容易识别(图 5-11)。必要时可翻动身体,结石会随体位改变而向重力方向移动或滚动,从而得到确认。膀胱小结石和阴性结石,腹部平片和 CT 不能显示,超声能检出透光阳性结石和阴性结石,并可检出 0.5 厘米或更小的结石。

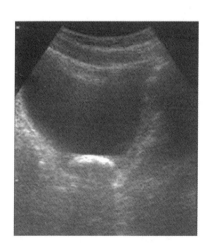

图 5-11　超声膀胱结石影像

尿道结石声像图

尿道结石多来自上尿路和膀胱，也可继发于尿道憩室。尿道狭窄合并尿道结石较多见。结石易嵌顿于尿道膜部和阴茎部尿道或尿道狭窄处。超声声像图表现为尿道腔内的强回声团后伴声影，可随液体流动而滚动（图5-12）。

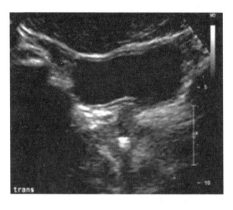

图 5-12　超声尿道结石影像

泌尿系统结石影像学检查之 CT

计算机断层成像（computed tomography，CT）是用 X 线束对人体层面进行扫描，取得信息，经计算机处理而获得的重建图像（图 5-13，图 5-14）。其密度分辨力明显优于 X 线图像。CT 平扫是指不用对比增强或造影的普通扫描，对尿路结石检出最敏感，是泌尿系统影像学最常使用的方法，能够显示结石的位置、形状，测量结石大小、数目，还可以显示病变与邻近结构的关系等，通过测量 CT 值，可以推测结石的硬度，并根据 CT 值的差异可以初步判断结石成分。薄层 CT 与 CTU 相结合可以发现阴性小结石。

CT 检查是目前泌尿系统结石诊断的"金标准"。

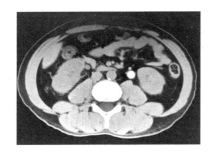
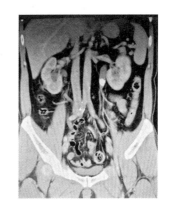

图 5-13 CT 轴位示左侧输尿管结石　图 5-14 CT 冠状位示左输尿管结石

泌尿系统 CT 三维重建方法

CT 三维重建是螺旋 CT 主要后处理功能之一,它能将一系列连续 CT 扫描所获得的容积数据经计算机软件程序处理使靶器官重建为直观的立体图像。CT 三维成像在泌尿系统的应用主要包括肾动脉 CTA 及 CTU。三维成像方式主要包括最大密度投影(maximum intensity projection,MIP)、多平面重建(multi-planar reconstruction,MPR)、表面遮盖显示(shaded surface display,SSD) 及容积成像(volume rendering,VR)(图 5-15 和图 5-16)。

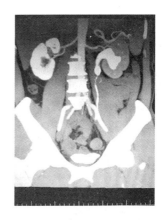

图 5-15 CTU MIP:左输尿管结石伴积水

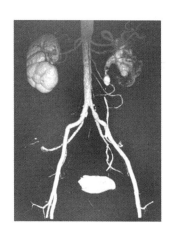

图 5-16 CT 三维重建示: 左输尿管结石(VR)

什么是 CTU 检查

螺旋 CT 尿路造影(CTU)是在尿路高密度对比剂充盈高峰期进行兴趣区的连续容积扫描,经计算机图像后处理获得尿路三维图像(图 5-17)。CTU 一次检查可获得包括肾实质在内的整个尿路三维立体图像,克服了常规 CT 图像显示尿路尤其是输尿管缺乏整体感的弱点,与其他尿路检查方法(IVP、逆行肾盂造影、超声)比较,具有图像分辨率高、可同时显示腔内腔外情况、不受肠道气体干扰、无需肠道准备和腹部加压等优点。目前 CTU 已基本替代传统的静脉肾盂造影检查。CTU 三维重建图像可清楚地显示肾盂、输尿管及膀胱的全貌,并可以任意方向旋转观察,对输尿管的变异、畸形、受压及扩张等改变显示更清晰。可根据输尿管梗阻末端的形态进行病因学诊断和鉴别诊断。CTU 几乎可以发现所有的泌尿系统结石。对结石直径和形态的判定也更加精确,而且根据 CT 值的差异可以初步判断结石成分,区分尿酸结石和含钙结石。CTU 同样受肾脏排泄功能的影响,严重尿路梗阻病例输尿管内无对比剂,CTU 可不显影。但是由于 CT 设备分辨率的提高,16 层以上多层螺旋 CT 对于重度尿路梗阻的病例,可以不用对比剂直接行 CTU,扩张的输尿管内的尿液与周围产生对比而显影。

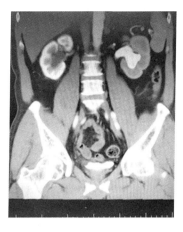

图 5-17 CTU 示左肾盂肾盏扩张

泌尿系统结石影像学检查之磁共振

磁共振成像(magnetic resonance imaging,MRI)是利用原子核在强磁场内发生共振所产生的信号经图像重建而成像的一种影像技术。MRI 成像的因素较多,技术也较为复杂,在诊断中有较大优越性和应用潜力。随着磁共振成像技术的发展及完善,检查范围几乎覆盖了全身各系统。但有以下情况者不能行 MRI 检查:装有心脏起搏器者,体内有铁磁性材料的置入物者,病情危重并带有生命监护及生命维持系统者,幽闭恐惧症患者及癫痫发作状态患者。MRI 对泌尿系统结石的诊断效能较少,因此不适合用于泌尿系统结石的直接诊断。

磁共振尿路造影检查的优缺点

磁共振尿路造影（MR urography，MRU），依据尿液长 T_2 弛豫时间的特点，采用长重复时间（TR＞3000 毫秒）及特长回波时间（TE＞150 毫秒）的重度 T_2 加权成像，使尿液呈强信号，与背景组织信号形成强烈反差，而使肾盂、输尿管和膀胱得到清晰显示。MRU 可以清晰显示全尿路，判定输尿管扩张是梗阻性还是非梗阻性，准确发现梗阻部位（图 5-18）。MRU 结合轴位 MRI 除对梗阻原因定性、定位准确外，还可以显示病变的直接征象和间接征象，包括肾、腹膜后、盆腔和尿路毗邻关系。MRU 可应用于泌尿道手术后的评估和随访，例如显示吻合口情况，确定有无输尿管梗阻等。

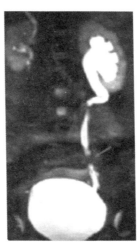

图 5-18　左侧输尿管结石 MRU，显示左输尿管下段管腔内低信号充盈缺损

泌尿系统放射性核素检查

放射性核素显像是一种以正常组织与病变组织间的放射性浓度差别为基础的脏器或病变的显像方法。它不仅能反映脏器的解剖形态、结构的变化,而且还反映脏器的功能、生理生化的过程,提供脏器或病变分子水平的信息,故称为脏器的"功能分子显像"。核医学检查在泌尿外科可用于:①肾脏、输尿管及膀胱的大体形态结构;②肾脏的血供情况;③分侧肾功能,计算肾小球滤过率(glomerular filtration rate,GFR)或肾有效血浆流量(effective renal plasma flow,ERPF);④泌尿道引流情况,肾盂积水的程度,鉴别机械性梗阻与动力性梗阻;⑤移植肾的血供及功能,有无排异反应或漏尿;⑥肾上腺疾病的诊断及肿瘤定位;⑦甲状旁腺疾病的诊断;⑧睾丸有无精索扭转,睾丸缺血、坏死等。

为什么需要做利尿肾图、肾动态这些放射性核素检查来诊断结石

利尿肾图和肾动态检查指经外周静脉注入由肾小管滤过或肾小管上皮细胞分泌而不被重吸收的放射性示踪剂,从体外进行脏器显像。通过计算辅助的伽马相机可以在体外连续采集示踪剂经过肾血管、肾实质及尿路排泄过程的图像,和其他影像学诊断方法不同之处在于它反映的不仅是脏器的解剖形态,还包括脏器功能和生理变化的过程,甚至能计算出分肾和总肾的肾小球滤过率(GFR)和有效肾血浆流量(ERPF),医生可运用这些定量数据来分析肾脏功能。此检查方法非常灵敏,并且简便、安全、无创,化学量极微,不会发生变态反应过敏反应,用于诊断的放射性核素半衰期短,患者一次检查接收的辐射剂量远远低于相应部位

X线检查。因此,肾动态不仅适用于结石的辅助诊断,还适用于疗效评价、检测和随访。

放射性核素检查之肾动态显像

肾动态显像是核素显像技术评价肾功能的重要方法,包括反映肾血流的肾动脉灌注显像和反映肾功能、上尿路引流的肾动态影像。肾动态显像适应证:①了解肾脏的形态、功能和尿路通畅情况;②肾功能的测定及疗效判断;③肾血管病变的诊断;④急性肾衰竭的病变部位鉴别;⑤腹部肿块的鉴别诊断,确定肾内或肾外;⑥上尿路梗阻的诊断;⑦观察有无尿漏存在;⑧移植肾的监护。

如何进行肾动态显像检查

肾动态检查前3天停用一切利尿药物,前2天不进行静脉肾盂造影等检查。检查前20~30分钟饮水300毫升,排尿,记录身高、体重。检查时采取仰卧位,γ相机探头置于检查床下,对准受检者背部靠近肾区位置。选择合适的显像剂以"弹丸"式静脉快速注射,立即以2秒/帧,连续采集1分钟,为血流期;然后以2分钟/帧,连续采集20分钟,为功能期。排尿后再采集1帧,以观察排尿通畅情况及有无反流。有肾盂、输尿管梗阻或积水时应延长检查时间,直至查清梗阻部位及积水程度。显像剂分为两类,如要计算肾小球滤过率(GFR)或肾有效血浆流量(ERPF),则选择以通过肾小球滤过为主的药物,如^{99m}Tc-DTPA;如要计算ERPF,则选择以通过肾小管分泌为主的药物,如^{99m}Tc-MAG3和^{99m}Tc-EC等。

肾动态显像检查的正常影像

静脉注射显像剂后,腹主动脉上段显影后2~4秒双侧肾影隐约可见,随之出现明显肾影,此为肾内小动脉和毛细血管床的灌注影像。双侧肾影出现的时间差小于 $1\sim2$ 秒,峰值差小于 25%。$2\sim3$ 分钟时肾影最浓,影像完整,肾内放射性分布均匀,为肾实质影。以后肾影周边的放射性逐渐降低,而肾盂肾盏部位放射性逐渐增高,输尿管隐约可见,膀胱影逐渐明显。$20\sim30$ 分钟后肾影基本消退,大部分显像剂集中在膀胱里。肾小球滤过率 (GFR)是指单位时间内从肾小球滤过的血浆容量(毫升/分钟)。随着年龄增加 GFR 值逐渐下降,正常人与肾功能不全患者之间有显著差异。

肾动态显像检查的异常影像的意义是什么

(1)GFR、ERPF 是评价肾功能的有效指标,较生化法更敏感,能早期明确肾小球的损害情况,也可作为观察多种治疗方法疗效的指标。如结石引起上尿路梗阻,造成同侧肾功能受损,此时 GFR、ERPF 均可下降,当梗阻解除后,GFR、ERPF 可恢复。

(2)作为慢性肾盂肾炎急性发作和蛋白尿患者的观察指标,GFR 降低,提示肾功能受损。

(3)评价肾脏残留功能,提供透析的适当时间,当 GFR 约为 10 毫升/分钟时,则应该开始透析。

(4)GFR 是检测肾移植功能的客观指标,肾移植成活单肾 GFR 在正常范围。当排异反应时,GFR 有相应下降。

(5)介入研究的观察指标:ERPF 是研究药物或生理介入后病理生理变化的重要指标。ERPF 反映肾脏血流动力学,使用双核素测定肾滤过分数为 GFR/ERPF,如比值升高,表示肾小管功能受损,肾小球功能正常;比值下降,肾小管功能正常,肾小球功能受损;如两者功能同时受损,比值无明显改变。

放射性核素检查之肾图

肾图是描述肾脏放射性活性-时间曲线,可用于肾功能及尿流通畅情况的定量分析。其容易受检查者体内脏器位置变异的影响,导致探头采集信号失真。另外,其肾脏时间-放射性曲线为整个肾脏的放射性活性-时间函数,是肾内各个部分肾实质与尿路系统函数的混合表现,结果比较粗糙。因此,肾图宜作为一种筛查检查或对检查结果要求不是很高、对患者治疗不起决定作用的情况下病情的随访及疗效观察。根据检查方法及目的不同,分为常规肾图、利尿肾图及甲巯丙脯酸肾图。

肾图检查如何进行

肾图检查前患者无须特殊准备,检查时取坐位,双探头对准肾区。静脉快速注入示踪剂,记录双侧肾区的放射性活性-时间曲线 15～20 分钟,如果曲线不降,可适当延长记录时间。常用示踪剂有 ^{131}I-OIH、[99m]Tc-MAG,它能反映肾脏的有效血流量、肾小管分泌功能和尿路通畅情况。如使用 ^{99m}Tc-DTPA 作为示踪剂则还可以反映肾小球的滤过功能。

怎样判断正常肾图分析

正常肾图曲线分为 a、b、c 三段。静脉注射示踪剂后 10 秒左右出现陡然上升的 a 段,反映肾血流灌注的情况;b 段是继 a 段之后的缓慢上升段,峰时多在 2～3 分钟,主要反映肾功能和肾血流量;c 段为达到峰值后的下降段,正常时呈指数规律下降,其下降快慢与尿流量和尿路通畅程度有关,在尿路通畅情况下也反映肾功能。

什么是肾图曲线的定量分析

为了客观地判断和分析肾图,需对肾图曲线进行定量分析。常用的参数指标如下。①高峰时间(峰时):指示踪剂进入肾内放射性达到高峰,即肾图曲线中 b 段所经历的时间,正常范围小于 5 分钟,是反映肾脏有效血流量的一个灵敏指标。②半排泄时间(c1/2):指峰值下降一半所需的时间,正常小于 8 分钟,反映肾盂中放射性尿液被排出的效率。③15分钟残留率：正常小于50％，反映尿路无梗阻时分肾功能的情况。④肾脏指数：正常大于45％，反映尿路无梗阻时分肾功能的情况。⑤分浓缩率：正常大于6％，反映尿路引流不畅时的肾功能的情况。⑥峰时差：正常小于1分钟，反映两肾功能之差。⑦峰值差：正常小于25％，反映两肾功能之差。⑧肾脏指数差，正常小于30％，反映两肾功能之差。

尿路结石的肾图曲线表现有哪些

①输尿管结石，结石梗阻侧 b 段持续上升，峰值明显高于对侧，c 段下降缓慢，20分钟仅略下降。②结石梗阻侧肾功能严重受损，患侧曲线 a 段明显降低，无 b、c 段（图5-19为 DTPA 肾图）。

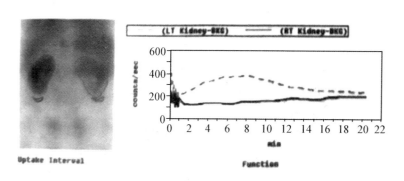

图5-19　右侧输尿管结石 DTPA 肾图：右侧肾图曲线 a 段降低，未见 b 段，c
　　　　段近似水平延长线（左侧肾图曲线 a、b、c 段正常）

什么是利尿肾图

为了确定肾盂扩张有无梗阻存在时常要应用利尿性肾图加以鉴别，目前常采用^{99m}Tc-MAG3 为示踪剂。在常规肾图显示 b

段持续上升,c 段不出现或下降缓慢时,一般在示踪剂注入 15～20 分钟后静脉注入呋塞米(1 毫克/千克体重),如无梗阻存在,c 段将加速下降。如呋塞米注入后 15 分钟或更长时间,c 段不下降,则提示有梗阻存在,利尿肾图也可用于结石梗阻解除术后疗效观察。但在患侧肾功能严重受损或严重肾积水时,利尿肾图结果常不可靠。

泌尿系统结石的核素显像

肾动态显像并不能直接显示肾脏结石或泌尿系统其他部位的结石,对肾实质的病变也只能在显像早期做出大致的判断。尿路结石的肾动态显像检查主要提供输尿管结石梗阻所致的肾脏的血供、功能及尿流通畅情况,帮助医生判断是否需要手术、确定手术方案及评价手术疗效。当发生急性尿路梗阻时,肾血流一般影响不大,早期还稍微有所增加。慢性尿路梗阻时,由于肾内压力升高可影响肾血流,显像时呈现多个放射缺损区。肾功能损害程度取决于急性抑或慢性梗阻、梗阻的程度、梗阻的时间及积水的程度。肾功能严重受损时,功能曲线呈不全或完全性梗阻,最后几乎无功能曲线显示(图 5-20)。在肾不显影或显影不良的情况时,延长显像时间至数小时,有时即使在肾皮质萎缩、功能极差、静脉肾盂造影不显影,认为是"无功能肾"时本法也可显影。在肾功能较好时,可以显示输尿管梗阻部位。由于肾动态显像安全、无创,又有形态与功能的结合,尤其适用于婴幼儿。检查泌尿系统结石及畸形,如肾发育不良或肾缺如、马蹄肾畸形、异位肾、重复肾、输尿管狭窄及巨输尿管等。另外,肾动态显像可用于评估肾结石体外冲击波碎石对肾功能的影响。

检查项目 肾动态＋GFR测定 检查药物 ^{99m}Tc-DTPA 药物剂量 5mci

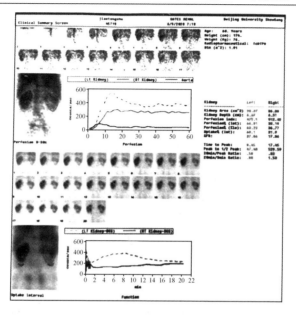

图 5-20 右侧输尿管结石患者肾动态显像＋GFR测定显示：左肾血流灌注及功能正常,上尿路引流未见不畅；右肾血流灌注及摄取功能受损,排泄功能受损、右肾积水

内镜检查对诊断泌尿系统结石有何意义

膀胱镜及输尿管镜检查是用于诊断和治疗泌尿系统结石的内镜检查。高度怀疑结石而用其他方法不能明确诊断时才会采用这种有创检查方法,并可依据情况在碎石设备辅助下,在直视下碎石或者直接取出结石(图 5-21)。但不适合小儿及尿道狭窄的患者。对于膀胱结石,膀胱镜可以肉眼直视膀胱内结石的数

目、大小、形态,也可以初步判断结石质地硬度,并且同时可以发现膀胱内肿瘤、憩室及前列腺增生等病变,是诊断膀胱结石的好方法。对于较大儿童和部分尿道狭窄的患者可以用输尿管肾镜代替膀胱镜检查,但输尿管镜视野较小,检查时应仔细。

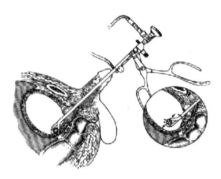

图 5-21 膀胱镜下膀胱碎石治疗

泌尿系统结石反复复发,应做哪些进一步检查

对于结石反复复发的复杂性肾结石患者,需要对结石的病因进行诊断,可以进一步行 24 小时尿液分析。通过测定尿钙、尿磷、尿草酸、尿酸、尿镁、尿枸橼酸、尿肌酐等值,来确定结石的成因和肾功能等。准确收集和记录正常饮食状态下 24 小时尿量,了解尿液的多少,对分析结石成因和指导结石预防具有重要价值。尿量过少时,尿液中的溶质浓度增高,使之处于过饱和状态,易形成结晶,是结石形成的重要原因之一。如对于胱氨酸结石患者就可根据胱氨酸的日排泄量,计算溶解这些胱氨酸的尿量,长期保持超过溶解胱氨酸所需尿量就能有效防止胱氨酸结石的形成。对 24 小时尿液分析的结果应结合其他检查进行综合评估,

部分内容如高草酸尿症、高胱氨酸尿症具有决定性诊断价值，部分内容则需与血生化检查等相结合进行考虑。有时检查结果也可能出现某些误差，当发现异常时应重复进行检查。

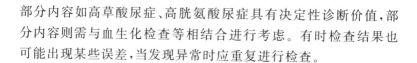

泌尿系统结石需要和哪些疾病进行鉴别

泌尿系统结石的鉴别诊断目的是要鉴别出与泌尿系统结石临床表现相似的疾病，以免造成漏诊和误诊。泌尿系统结石需要和泌尿系统的肿瘤、炎症、狭窄以及消化系统疾病进行鉴别。泌尿系统结石最常见的临床表现是腰痛和血尿，患者常常在腰痛时出现患侧腹部的疼痛，同时伴有恶心和呕吐。这时要与消化道疾病相鉴别，比如急性胆囊炎、急性阑尾炎、急性胰腺炎等表现相类似的疾病。可以进一步做泌尿系统的超声或者 CT 检查，了解是否有结石和梗阻存在。另外，泌尿系统结石患者有些以血尿为表现，要注意鉴别其他以血尿为临床表现的疾病，应与泌尿系统肿瘤相鉴别。另外，尿路结石长期刺激引起局部黏膜增生，结石需要与肿瘤进行鉴别。肾结石需要与肾脏的钙化、肾实质的钙化以及肾盂的肿瘤等进行鉴别。膀胱结石或者尿道结石患者可能会出现排尿困难、尿潴留，此种情况下就需要与前列腺增生相关疾病和神经源性膀胱等疾病来进行鉴别。

肾输尿管结石的鉴别诊断

（1）急性阑尾炎：主要为右下腹痛，个别患者可有镜下血尿，有明显的恶心、呕吐。但急性阑尾炎无放射性疼痛，疼痛呈持续性且逐渐加重，典型者为转移性右下腹痛，局部压痛较明显，化脓性和坏疽性阑尾炎有明显的腹膜刺激征。血常规白细胞总数增高，中性粒细胞增高，B超无肾积水而有阑尾肿大。

（2）急性胆囊炎：疼痛在右上腹，胆囊区压痛明显，可有肌紧张、反跳痛,Murphy 征阳性。尿常规正常,B 超胆囊壁增厚,可探及胆囊内结石。血常规白细胞明显增高,中性粒细胞增高。

(3)右侧卵巢囊肿扭转:亦为突发右下腹痛,右下腹可触及包块。尿常规无异常,超声可探及卵巢包块。

(4)泌尿系统肿瘤:肿瘤的主要症状以血尿为主,疼痛不明显。尿脱落细胞检查、KUB、IVP、膀胱镜、输尿管镜等检查可有助于明确诊断。

膀胱尿道结石的鉴别诊断

(1)泌尿系统感染:部分膀胱结石以反复发作的尿频、尿急、尿痛为表现,尿常规检查可见红、白细胞,类似泌尿系统感染。对于此类患者应进行 B 超检查,以排除膀胱结石、肿瘤等其他疾病。

(2)膀胱内凝血块:膀胱内、前列腺或者上尿路出血,可在膀胱内形成凝血块。膀胱内凝血块 B 超检查时体形常较松散,无声影,随体位改变飘动于膀胱内。当凝血块机化后可沉积于膀胱底部,随体位改变沿膀胱壁活动,有时易误诊为膀胱结石。鉴别为 B 超下膀胱内血凝块声影不明显,而膀胱结石有明显声影。

第六章

泌尿系统结石的非手术治疗

小石可以保守治，多种方法来排石。

解痉镇痛和运动，饮水利尿来总攻。

泌尿系统结石非手术治疗的适应证

什么样的结石患者可以选择非手术治疗

泌尿系统结石的非手术治疗（保守治疗）是治疗泌尿系统结石的重要方法之一，它包括了结石的急症处理、排石疗法、溶石疗法几个方面。不同的结石适合的方法不尽相同，而且在治疗过程中要根据疾病的变化对治疗方案进行动态调整。对于无明显梗阻或感染、疼痛症状已得到有效控制、直径小于 0.6 厘米的非肾下盏结石，多数患者可自行排石。结石直径小于等于 4 毫米的结石自然排石率为 80%，再辅以排石药物，可进一步提高排石率。辅助排石方法有大量饮水、中药排石、适度运动等。肾结石伴有肾绞痛患者应采取镇痛、解痉等方法，合并感染者同时给予抗感染治疗。根据结石成分调整饮食习惯，去除结石成因才是最理想的治疗方法。如甲状旁腺功能亢进、上尿路畸形、狭窄、长期卧床等，采取相应治疗措施。

什么情况下的输尿管结石可以选择非手术治疗

一般来说，对于结石较小者（小于 0.6 厘米），无严重上尿路梗阻,无感染,且肾功能较好的患者可选择非手术治疗。当结石引起梗阻导致肾积水合并感染会影响肾功能,甚至导致感染中毒性休克,必须积极采取外科干预,如输尿管插管、肾造瘘等。因此治疗前应根据输尿管结石部位、大小、数目、单侧或双侧肾功能情况,判断结石有无自行排出的可能。

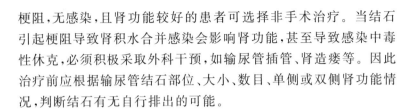

泌尿系统结石非手术治疗方法和策略

泌尿系统结石药物治疗策略

总体来说,对于较小的、光滑的、结石停留时间不长的(小于2周)且无尿路梗阻的结石,大多数患者都可以选择非手术治疗。采取非手术治疗的患者,在治疗观察期间,如出现肾积水加重,或合并继发上尿路感染,影响肾功能时,应选择其他治疗方法。此外,如果结石长期嵌顿于上尿路,刺激周围组织引起黏膜包裹,肉芽组织增生,如果采用非手术治疗,结石很难自行排出,应积极选择内镜或手术治疗。

泌尿系统结石非手术治疗方法

(1)大量饮水:每天保持充足的饮水和足够的尿量。尿液的自洁作用有利于减小感染的机会,输尿管的蠕动也可以促进结石的下移甚至排出。保持每天尿量2500毫升以上为宜。

(2)镇痛消炎:输尿管结石往往伴有疼痛,并且这种疼痛极其剧烈,反复发作,可采用非甾体消炎药进行镇痛和消炎。

(3)扩张输尿管:输尿管松弛,结石排出的速度自然就快。常用的药物有两大类,一是α受体阻滞药,最常使用的是坦索罗辛,二是钙离子通道拮抗药,在心血管科是非常常用的一种药品。

(4)中医学:许多传统的通淋利下药物对于排石有很好的辅

助作用。

（5）运动：利用重力的作用来促进结石的排出，建议患者做的运动有跳绳、跳跃，以及抬高足跟反复做踮脚（足）活动等。

（6）其他：如果曾有结石史，并且做过结石成分分析，或者已经推测出结石的大概成分，还可以根据不同的结石类型来选择相应的特殊用药调整尿液的 pH。

膀胱或尿道结石可选择非手术治疗么

小的膀胱结石可随尿液自行排出，较大的膀胱结石的治疗主要为手术治疗，药物治疗一般无效。对于明确梗阻所致结石者应同时治疗梗阻性疾病，前列腺增生症并膀胱结石者，处理结石同时可一并手术治疗。存在尿道狭窄或憩室者亦可同时处理。膀胱结石的微创手术治疗，可采取经膀胱镜下碎石。

泌尿系统结石治疗药物分类

泌尿系统结石治疗的药物主要有三大类：①镇痛药物，如解痉药、阿片类镇痛药等；②排石药物，如尿石通、排石颗粒等通淋排石药物；③溶石药物，如别嘌醇、枸橼酸氢钾钠、碳酸氢钠等。

泌尿系统结石合并肾绞痛的药物治疗

肾绞痛是泌尿外科的常见急症，需要紧急处理。对于泌尿系统结石合并肾绞痛的患者，临床上常用的镇痛药物如下。①非甾体类镇痛抗炎药物，如双氯芬酸钠（扶他林）和吲哚美辛（消炎痛）等，它们能够抑制体内前列腺素的合成，降低痛觉神经末梢对致痛物质敏感性，具有中等镇痛作用。此外它们还可以减轻输尿管水肿，减少疼痛复发率。②阿片类镇痛药物，此类药物为阿片受体激动药，作用于中枢神经系统的阿片受体，能缓解疼痛感，具有较强的镇痛和镇静作用，常用药物有氢吗啡酮、哌替啶、盐酸布桂嗪和曲马朵等，这些药物在治疗肾绞痛时常需要配合阿托品、654-

2 等解痉药物一起使用，一般采用肌内注射方式给药。③解痉药物，常用的有 M 型胆碱受体阻断药，如硫酸阿托品和盐酸消旋东莨菪碱（654-2），可以松弛输尿管平滑肌，缓解痉挛。间苯三酚可直接作用于泌尿道平滑肌，是非阿托品类平滑肌解痉药物，与其他 M 型胆碱受体阻断药相比，不会产生一系列抗胆碱样不良反应，不会引起诸如低血压、心律失常、口干、便秘等症状。黄体酮可以抑制平滑肌收缩从而缓解痉挛，对镇痛和排石具有一定疗效，通常采取肌内注射方式给药。此外还有钙离子阻滞药（硝苯地平）、α 受体阻滞药（坦索罗辛），对于肾绞痛的治疗也具有一定的效果。

坦索罗辛为什么可以用于治疗输尿管下段结石

输尿管下段平滑肌内含有 α 肾上腺素受体，坦索罗辛是一种高选择性 α 肾上腺素受体阻滞药，因此对于输尿管结石，特别是下段结石患者，坦索罗辛可使输尿管下段平滑肌松弛，促进结石排出。

泌尿系统结石排石措施

排石治疗的措施有：①每日饮水 3000 毫升以上，保持 24 小时尿量 2500 毫升以上，并且饮水量应 24 小时内均匀分配；②服用上述非甾体类药物，或 α 受体阻滞药，或钙离子拮抗药；③服用利湿通淋的中药，常用成药有排石颗粒、尿石通等，常用的方剂如八正散、三金排石汤和四逆散等；④辅助针灸疗法，常用穴位有肾俞、中脘、京门、三阴交和足三里等。

非手术治疗期间每天的饮水量需要多少

一般泌尿系统结石患者在非手术治疗期间，每日饮水 3000 毫升以上，并且昼夜均匀。但是心肺功能或者肾功能较差的老年患者需注意饮水量，以免造成心脏负担增加或体内水潴留。

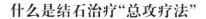

什么是结石治疗"总攻疗法"

"总攻疗法"是指在短时间里采用一系列的中西医结合手段，增加尿流量、扩张输尿管、增强输尿管蠕动，促使肾、输尿管结石排出的方法。适用于直径小于 6 毫米的肾结石或输尿管结石。"总攻疗法"主要包括以下内容：①每日口服排石药物；②快速饮水 2000～3000 毫升或静脉快速滴注 10％葡萄糖注射液 1000～2000 毫升，以增加体内水分；③饮水或补液后立即给予呋塞米或甘露醇等利尿药物，以增加尿量；④同时给予阿托品以使输尿管平滑肌松弛、输尿管扩张；⑤针刺三阴交、肾俞、膀胱俞、曲骨、中极、关元、阿是等穴位，也可贴耳穴。通过穴位刺激，增强输尿管蠕动，促使结石排出；⑥输液结束后多活动，如跳绳、跑步等活动，促使结石排出；⑦以上方法每 3～5 天为 1 个疗程。

泌尿系统结石溶石疗法

什么是溶石疗法

溶石治疗是通过化学的方法溶解结石或结石碎片，以达到完全清除结石的目的，常作为体外冲击波碎石、经皮肾镜取石、输尿管镜碎石及开放手术取石后的辅助治疗。主要用于尿酸结石和胱氨酸结石的治疗。溶石手段包括口服药物、增加尿量、经肾造瘘管注入药物等。

什么样的结石适合溶石

有效的溶石疗法要求知道结石的化学组成，目前常用于尿酸结石和胱氨酸结石的治疗。

尿酸结石的溶石治疗方法

尿酸结石患者,可口服别嘌醇,根据血、尿的尿酸值调整药量,并口服枸橼酸氢钾钠或碳酸氢钠,以碱化尿液,具体方法如下。①碱化尿液:口服枸橼酸氢钾钠 6～10 毫摩,每日 3 次,使尿液 pH 达到 6.5～7.2。尿液 pH 过高可能导致感染性结石的发生。②大量饮水,使 24 小时尿量超过 2500 毫升。③口服别嘌醇300 毫克,每日 1 次,减少尿酸排出。④减少产生尿酸食品的摄入,如动物内脏等,每日蛋白质入量限制在 0.8 克/千克体重。⑤溶石药物可选用三羟甲基氨基甲烷(trihydroxymethyl aminomethan,THAM)液。

胱氨酸结石的溶石疗法

胱氨酸结石患者,可采取以下方法。①碱化尿液:口服枸橼酸氢钾钠或碳酸氢钠,使尿液 pH 维持在 7.0 以上。②大量饮水,使 24 小时尿量超过 3000 毫升,且饮水量在 24 小时内保持均匀分配。③24 小时尿胱氨酸排出高于 3 毫摩时,可应用硫普罗宁(α-巯基丙酰甘氨酸)或卡托普利。④溶石药物可选用 0.3 摩尔/升或 0.6 摩尔/升的三羟甲基氨基甲烷(THAM)液,以及乙酰半胱氨酸。

感染性结石的溶石疗法

感染性结石的主要成分是磷酸镁铵和碳酸磷灰石,其能被10％的肾溶石酸素(pH 3.5～4)及 Suby 液所溶解。具体的方法是在有效的抗生素治疗的同时,溶石液从一根肾造瘘管注入,从另一根肾造瘘管流出。溶石时间的长短取决于结石的负荷,完全性鹿角型结石往往需要比较长的时间才能被溶解。体外冲击波碎石后结石的表面积增加,增加了结石和溶石化学液的接触面积,有利于结石的溶解。该疗法的最大优点是不需麻醉即可实施,因此,也可作为某些高危病例或者不宜施行麻醉和手术的病例的治疗选择。口服药物溶石的方案如下。①短期或长期的抗生素治疗。②酸化尿液:口服氯化铵1克,每日2～3次,或者甲硫氨酸500毫克,每日2～4次。③对于严重感染者,使用尿酶抑制剂,如乙酰羟肟酸或羟基脲。建议使用乙酰羟肟酸250毫克,每日2次,服用3～4周。如果患者能耐受,则可将剂量增加到250毫克,每日3次。

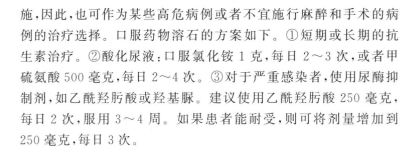

不同病因结石的非手术治疗

高钙尿症的治疗方法有哪些

①多饮水,以增加尿量,降低形成结石成分的尿饱和度。②调整饮食结构,主要减少奶制品、动物蛋白的摄入,多摄入富含植物纤维素的食物。③噻嗪类利尿药可直接刺激远曲小管对钙的重吸收,促进钠的排泄,可用于治疗高钙尿,多用于治疗复发性草酸钙结石。但在治疗中应注意监测血钾,避免噻嗪类利尿药造成的低钾血症。④磷酸纤维素钠,口服后能在肠道内与钙结合从而降低肠钙的吸收,可用于严重的、对噻嗪类药物治疗无效的I型吸收性高钙尿症。⑤枸橼酸盐可使尿中草酸钙浓度下降,减少钙盐结晶和结石形成。⑥正磷酸盐亦可在肠道内与钙结合并减少钙吸收。⑦针对高钙尿的病因进行治疗。

如何治疗继发性高钙尿症

原发性甲状旁腺功能亢进患者会引起继发性高钙尿症,应积极手术治疗。对肾小管性酸中毒患者则是纠正酸中毒、及时补钾和对症处理以减少并发症。长期卧床患者需适当增加活动、保持尿液引流通畅。

含钙结石患者尿中钙浓度高,需要绝对限制钙摄入么

新的观点认为,对含钙结石患者应给予适当的钙摄入。以往限制饮食中钙的摄入导致肠道内可利用的草酸增加及草酸的吸收增加,使草酸钙的过饱和度上升,如此可以减少一半尿石症患者。对绝经期妇女的研究发现,补充钙的摄入并没有对尿钙、尿草酸及尿枸橼酸水平造成有害的影响。在大多数绝经期骨质疏松的患者进食时补钙或补钙加雌激素都不会增加草酸钙结石形成的危险。

草酸钙结石应如何治疗

对于草酸钙结石患者,除多饮水、低草酸、低脂肪饮食外,还可以选择以下药物治疗。①枸橼酸盐:枸橼酸盐可显著增加尿中枸橼酸盐的排泄,从而降低复发性结石发生率,特别适用于合并低枸橼酸尿的含钙结石患者。②镁制剂:适用于低镁尿性草酸钙肾结石,对缺镁的结石患者补充氧化镁或枸橼酸镁可以增加尿镁和枸橼酸盐的排泄,达到理想的镁钙比例,降低草酸钙的过饱和状态,降低复发结石的发生率。③磷酸盐:口服磷酸盐可增加尿磷酸盐的排出,通过降低维生素 D 而抑制肠道对钙的吸收,从而降低钙排出,并且增加草酸钙结晶抑制剂焦磷酸盐的排出,治疗含钙结石和高钙尿症。④磷酸纤维素钠:磷酸纤维素钠是一种离子交换剂,可降低钙在胃肠道内的吸收。⑤乙酰半胱氨酸:乙酰半胱氨酸可抑制 TH 黏蛋白的聚合,减少草酸钙晶体含量,预防肾结石的形成。⑥别嘌醇:别嘌醇可用于治疗高尿酸性草酸钙肾结石。⑦治疗肠源性高草酸尿的药物,如考来烯胺、葡萄糖酸镁等。

尿酸结石患者的非手术治疗

尿酸结石占所有肾结石的 $5\% \sim 10\%$,其中 $75\% \sim 80\%$ 是纯

尿酸结石,其余的为含草酸钙的混合结石。对于尿酸结石的治疗目的是降低尿中尿酸的浓度。主要的措施有:①大量饮水以增加尿量,保证 24 小时尿量超过 1500~2000 毫升;②限制饮食中的嘌呤,如红色肉类、动物内脏、海产品、禽类和鱼的摄入;③服用碱性药物以碱化尿液使尿 pH 值在 6.5~7.0,可以增加尿酸的溶解度。常用枸橼酸钾、碳酸氢钠等;④别嘌醇可抑制黄嘌呤氧化酶,阻止次黄嘌呤和黄嘌呤转化为尿酸。经过碳酸氢钠或别嘌醇治疗可使尿酸结石部分或完全溶解。

感染性结石的药物治疗

感染性结石占所有结石的 2%~20%。感染性结石的治疗原则是彻底清除结石和根治尿路感染。针对感染性结石的药物治疗主要包括以下几方面。①治疗感染:应根据细菌培养及药物敏感试验选择适合的抗生素。②尿素酶抑制剂:尿素酶抑制剂可阻止尿素的分解,从根本上防止感染结石的形成。如乙酰氧肟酸、羟基脲、丙异羟肟酸、氟他胺等。③酸化尿液:酸化尿液可增加磷酸镁铵和碳酸磷灰石的溶解度,从而使磷酸镁铵结石部分溶解,同时还能增加抗生素的作用。主要药物有维生素 C 和氯化铵。

胱氨酸结石的非手术治疗

胱氨酸结石是一种遗传性疾病,必须坚持长期治疗,其治疗目的是使尿中胱氨酸浓度低于 200 毫克/升。对于胱氨酸结石的治疗可以采取下列措施。①减少含胱氨酸食物的摄入:胱氨酸是由必需氨基酸蛋氨酸代谢而来,应限制富含蛋氨酸的食物,如肉、家禽、鱼、奶制品,以减少胱氨酸的排泄。此外,严格限制钠的摄入也有利于降低胱氨酸在尿中的浓度。②增加体液的摄入:均匀低饮水以达到整天均匀的排尿,尤其是夜间也要有足够的尿量,使 24 小时尿量达到 3L。③口服碱性药物,碱化尿液至尿 pH 大于 8.4,可以增加胱氨酸在尿中的溶解度,不仅能预防新的结石形成,而且还能使已经形成的结石溶解。常用碳酸氢钠、枸橼酸钾、乙酰唑胺等。④D-青霉胺、乙酰半胱氨酸、谷酰胺等可降低胱氨酸排泄。⑤大剂量维生素 C 可使胱氨酸转变为溶解度大的半胱氨酸。

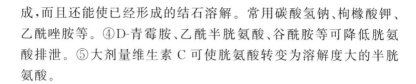

泌尿系统结石的中医中药治疗

中医治疗结石的分型和药物有哪些

根据中医临床辨证,常将尿石症分为四型:①气滞血瘀型;②湿热下注型;③肾阴不足型;④肾气虚弱型。中医治疗则以清热利湿、通淋排石为主,佐以理气活血、软硬散结。以专方为主,其中应用八正散、石韦散加减为多,虚证多加六味地黄丸、金匮肾气丸、补中益气汤等以滋阴补肾或温通肾阳、通淋排石。中成药可用尿石通、排石颗粒等。

气滞血瘀型尿石症的中医治疗

气滞血瘀型尿石症,相当于结石久滞不下,屡屡伴发肾绞痛或无明显并发症及临床表现者。症见腰部隐痛,或腰腹部绞痛,痛引少腹,或伴血尿,呕恶,小便涩痛不畅。舌质暗红或有瘀斑,脉弦紧。常用药物有川牛膝 15 克,牡蛎 20 克,穿山甲(代)12 克,昆布 15 克,三棱 12 克,丹参 15 克,王不留行 15 克,黄芪 20 克,琥珀 30 克,乌药 15 克,金钱草 30 克,滑石 15 克,海金沙 15 克。

湿热下注型尿石症的中药治疗

湿热下注型尿石症,相当于结石移动期,或输尿管下段结石及下尿路结石伴感染者。症见腰痛或少腹急满,小便频数短赤,溺时涩痛难忍,淋漓不爽,伴恶寒发热。舌苔黄腻,脉弦滑或滑数。方用八正散加减。常用药物有瞿麦 15 克,萹蓄 15 克,车前子 15 克,石韦 15 克,白茅根 20 克,黄柏 12 克,冬葵子 12 克,金钱草 50 克,滑石 15 克,海金沙 20 克。

肾阴不足型尿石症的中医治疗

肾阴不足型尿石症,病程日久,并发中毒肾积水或原有慢性肾疾病并发尿石症。症见尿频涩痛或小便不利,夜尿多,伴腰腿酸重,精神不振,四肢欠温或下半身常有冷感。舌质淡苔白,脉沉细弱。方用金匮肾气丸加减。常用药物有熟地黄 9 克,山药 15 克,山茱萸 15 克,牡丹皮 12 克,云苓 20 克,泽泻 15 克,桂枝 10 克,炙附子 5 克,枸杞子 9 克,人参 15 克,黄芪 20 克,金钱草 30 克,海金沙 20 克,滑石 12 克。

肾气虚弱型尿石症的中医治疗

肾气虚弱型尿石症,多为病程较久者。症见腰部隐痛,小便淋漓或涩痛,伴头晕耳鸣,腰酸腿痛等。舌质红或少苔,脉细数。方用六味地黄汤加减。常用药物有熟地黄 25 克,山茱萸 12 克,山药 15 克,泽泻 12 克,茯苓 12 克,牡丹皮 12 克,瞿麦 12 克,牛膝 15 克,金钱草 24 克,车前子 18 克。

第七章

体外冲击波碎石治疗及辅助排石

隔山打牛有古语，体外碎石显神力。
碎石操作有技巧，定位准确很重要。
低压多次莫着急，要给肾脏恢复期。
严格掌握适应证，碎石技术莫滥用。
药物治疗多饮水，定期复查防积水。

体外冲击波碎石

什么是体外冲击波碎石

体外冲击波碎石（extracorporeal shock wave lithotripsy，ESWL）是利用电磁波或者脉冲波，通过 X 线或 B 超对结石进行定位，将能量聚集于结石之上，从体外震碎体内的结石，将结石粉末化或者震碎成若干更细小的碎块，促进结石尽快排出体外，达到治愈或者康复的目的。体外冲击波碎石的英文简写为 ESWL，它是一种无明显痛苦、安全而有效的非侵入性治疗方法，体外冲击波碎石和腔道泌尿外科技术的应用，改变了泌尿系统结石切开取石手术的传统治疗模式，被誉为上尿路结石治疗上的革命。图 7-1 为 X 线定位碎石机，图 7-2 为 B 超定位碎石机，目前也有同时具备 B 超和 X 线定位的碎石机。

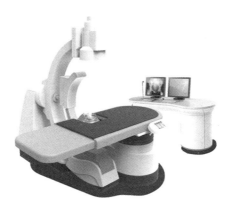

图 7-1　X 线定位体外冲击波碎石机

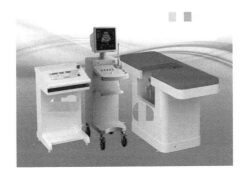

图 7-2　B 超定位的体外冲击波碎石机

体外冲击波碎石的历史

　　世界上首台体外冲击波碎石机由德国多尼尔(Dornier)公司研制成功。多尼尔公司是一家航空公司。1969 年,在一次多尼尔公司科研人员的家庭聚会中,一位工程师的妻子是一名医生,她提出是否可以用冲击波将人体内的结石粉碎,促成了体外冲击波碎石机的诞生。在 20 世纪 70 年代早期,首次体外碎石试验使用的是非聚焦冲击波,用了 1 天的时间才在体外结石的表面碎开一条小裂缝,效果并不好。后来,工程师们开始对冲击波聚焦进行研究。70 年代末期,通过对高压电在水中放电产生冲击波及冲击波的物理特性进行研究,证实了冲击波能在水中传导,而且无明显能量衰减。利用椭圆球形金属作反射体能够聚焦冲击波,聚焦后的冲击波瞬间能量巨大能够击碎离体肾结石。1978 年多尼尔公司研制出一台双 X 线交叉定位水槽式试验性体外冲击波碎石机,成功将移植到实验犬肾脏的人体结石击碎。随后,第一台体外碎石机研制成功。1980 年 2 月 20 日,首例肾结石患者碎石获得成功。1984 年,多尼尔公司推出了商品化碎石机,体外冲击波碎石技术得以快速推进,各国也投入了大量人力物力进行研制,使此技术得以不断发展和完善。

冲击波和人体之间的耦合必须经由某种声阻抗和人体组织声阻抗相近的介质耦合能量才能无明显衰减地进入人体,以避免冲击波在进入人体的界面处产生反射导致应力而伤害人体。理想的耦合介质为水。第一代是水槽式的碎石机,由于人体需要全身浸在水槽内,需要麻醉,非常不便已经不再生产。第二代碎石机超声波与人体的耦合方式是水囊式,用去气软水作为传导介质,并有水循环、去气泡和加温装置以及耦合压力控制模块,且便于患者调整体位,目前应用最为广泛。第三代体外碎石系统是将发射波源与泌尿手术操作台整合,实现多功能化。

我国于 1985 年由北京医科大学与中国科学院声学研究所合作研制出国产体外冲击波碎石机并临床用于治疗肾结石成功。此后此项技术在我国开始应用。1987 年我国采用俯卧位治疗输尿管中下段结石及膀胱结石取得成功,从而更加扩大了体外冲击波碎石的适应证。目前,我国部分国产碎石机性能和效果已达到国际水平,为我国体外冲击机的研制和在尿石症治疗中的应用做出了很大的贡献。除治疗泌尿系统结石之外,体外碎石还应用于部分胆囊结石的治疗,国内还开展了体外冲击波对肿瘤和慢性软组织损伤的影响等基础研究,进一步探索扩大体外冲击波碎石机的应用范围。

体外冲击波碎石的原理

体外冲击波碎石机由两部分组成,即冲击波源(冲击波发生器)和定位系统。冲击波源是体外冲击波碎石机的核心,它决定着粉碎结石的效果、治疗工作的效率及对患者身体的影响。冲击波源产生的冲击波必须具备下列特性才能安全有效地进行治疗:冲击波能够携带足够大的能量,穿过人体组织作用到结石上,它所产生的内应力必须超过结石的强度极限;冲击波在合适的介质中传播时,耦合进入人体时的衰减比较小;冲击波具有很好的方向性,能够在结石部位聚焦;冲击波源能够连续不断地产生特性稳定的冲击波压力脉冲;冲击波源产生的冲击波对人体组织所产生的创伤应尽量小甚至无明显创伤。

冲击波发生的基本原理是通过高电压、大电流、瞬间放电,在放电通道上形成一个高能量密度的高温、高压等离子区,将电能迅速转换为热能、光能、力能和声能,放电过程中放电通道急剧膨胀,在水介质中形成压力脉冲,也就是冲击波。体外冲击波碎石主要利用冲击波对结石的压力作用和空化作用。由于结石和周围人体组织的声阻抗明显不同,冲击波传播到结石的前后界面时都产生反射。一般结石的声阻抗都明显大于周围组织的声阻抗,冲击波在结石前界面产生压力作用,在结石的后界面的反射产生的是张力作用。当冲击波在结石前后界面产生的压力和张力分别大于结石的抗压强度和抗张强度时,就可以使结石碎裂。人体软组织抗张强度和抗压强度远大于结石,因此体外冲击波不会对人体造成明显的损伤。

泌尿系统结石由基质和晶体成分组成,结石的内部有许多充满液体的孔隙,液体中含有空化核。进入结石的冲击波以及不同界面的反射波就可能会激活空化核,从而产生空化现象。在空化过程的反复作用下,将会从破坏结石内部的基质开始并进而导致整个结石的疏松与碎裂。冲击波对结石的破碎有 3 种方式。①体外冲击波碎石的空化作用直接作用于结石的前界面,结石附近的表面急速崩解,产生高速微喷射,撞击结石表面而致结石前面表层剥蚀性破坏。② 当冲击波到达结石后界面时,由于从结石到周围液体或组织的声阻抗降低,就会产生反射性张力波。这种反射性张力波一旦超过结石张力性破坏强度就会造成结石的剥落性破坏,大块圆帽状碎块从结石后界面脱落,此即冲击波破坏结石的另一种方式(剥落性破坏)。③体外冲击波碎石后,在同心层结石中也可看到晶体分离和裂解,这就是第三种破坏方式,即结石内部相邻层面的层状剥离性破坏。冲击波作用于结石内部可以产生大量的细微裂缝,冲击波反复作用,裂缝逐渐扩大延伸,最终导致结石完全粉碎。

冲击波来自何处

冲击波源是体外冲击波碎石机的核心,它决定着碎石效果、碎石效率及碎石创伤大小。冲击波是由于物体的高速运动或爆炸而在介质中引起强烈压缩并以超声速度传播的过程。由于发生源的不同,冲击波的产生原理也有一定差异。

冲击波发生器有液电冲击波发生源、电磁冲击波发生源、压电冲击波发生源、聚能激光冲击波发生源等几种类型,目前常用的是前 3 类。①液电冲击波的原理为电极在水中发生高压火花放电。利用充电的高压电容向放电电极送出所需的放电能量,当电极在传播介质水中放电时,由于液电效应立即引起周围水介质爆炸性地蒸发,从而形成迅速膨胀的等离子体而在周围的液体中产生冲击波。液电冲击波发生器显著的优点是能有效粉碎肾结石,缺点是冲击波能量衰减明显和电极寿命较短,新一代使用寿命更长的液电冲击波已在临床应用。②电磁冲击波发生源产生冲击波的原理是电磁感应。通过充电的高压电容器对一个电感线圈放电,产生的脉冲电流形成一个很强的脉冲磁场,使线圈上覆盖的振膜感应产生磁场,振膜磁场与线圈磁场相互作用产生排斥力,在水介质中振膜的另一面形成冲击波。电磁冲击波发生器比液电发生器更易于操控和稳定,电磁冲击波穿透患者皮肤的面积较大,明显降低患者疼痛感。其聚焦点小,能量集中,碎石效率高。电磁冲击波发生器使用寿命长,无需像液电冲击波发生器一样频繁更换电极。不足之处是其聚焦点小,能量高,容易形成肾包膜下血肿。③压电冲击波发生源产生冲击波的原理是压电效应。在球形盘的内表面安置许多个压电晶体块,组成一系列压电发送器。每当压电晶体块上输入高频脉冲电压时,压电晶体就发生变形,晶体的高频变形引起周围水介质产生冲击波。压电冲击波发生器的优点包括使用寿命长和疼痛较轻。因此,压电冲击波体外碎石的舒适度较其他机型高。不足之处是由于传播过程中的能量衰减而降低碎石效率。④聚能激光冲击波发生源是由激光源产生的激光束经透镜聚焦而产生。其原理可能是由于激光束使电子从水分子上脱落,形成等离子体,而等离子体一旦形成即可使体积突然膨胀而撞击周围水介质,产生冲击波。

临床经验积累及总结证实,液电冲击波源碎石效果要好于其他冲击波源。

冲击波如何进入人体

冲击波从一种介质中传播遇到另一种介质的界面时,因不同介质的声阻抗不同,一部分冲击波会被反射它的一部分被反射衰减,另一部分继续向前传播进入另一种介质。为了避免冲击波进入人体皮肤时产生反射而伤害人体,就必须选择一种声阻抗和人体组织声阻抗相近的传导介质,以便使冲击波无反射地进入人体。水的声阻抗与人体软组织基本相同,是理想的耦合介质。

冲击波和人体间的耦合方式有水槽式、水盆式和水囊式三种,最新和采用最多的是水囊式。温度适中的蒸馏水密封于水囊中,通过软胶薄膜和凝胶介质(也就是耦合剂)与人体皮肤接触,自动抽气装置可以随时抽出水中气泡,耦合压力控制模块保证了皮肤与水囊的良好贴合,这些措施保证了冲击波向人体内的顺利传导。

体外碎石机的影像定位系统

要想碎石效果好,目标准确很重要。体外冲击波碎石的定位就是利用相关设备确定结石在人体内的位置,使结石和冲击波聚焦点重合。定位系统应能使结石图像清晰,寻找结石迅速、结石定位准确、监测碎石过程方便。

定位系统是体外碎石术成功与否的关键因素之一。体外冲击波碎石机的定位有 X 线定位、B 超定位,以及 X 线和 B 超结合的双定位系统 3 种方式。①泌尿系统结石绝大部分为阳性结石,X 线定位系统适用于大多数结石的定位,大多数 X 线定位采用的是旋转式 C 臂单束 X 线交叉定位。该方式定位方便简捷,为大多数泌尿科医师所熟悉。也可用碘造影剂辅助定位结石,帮助显示阴性结石以及显示泌尿系统解剖结构。缺点是 X 线对患者及医务人员的辐射,设备维护成本高,以及无法在不使用造影剂的情况下发现阴性结石。②B 超定位的特点是可以发现定位 X 线透光的阴性结石,患者不受 X 线的电离辐射,特别适用于儿童和婴儿结石患者。与 X 线定位系统相比,超声定位系统制造和维护成本较低。超声定位需要操作者有丰富的影像经验,但空间概念较难掌握,以及难以判断结石粉碎程度。输尿管结石尤其是中段结石因肠气干扰发现困难。③采用 X 线和 B 超联合定位的碎石机兼有两种定位系统的优点。不论阳性或阴性结石,不论肾及各段输尿管结石都可定位,还可以实时监测结石动态及其粉碎过程,可以提高碎石治疗水平。其缺点是 X 线和 B 超双定位系统碎石机的成本增加。

将操作系统通过计算机信息整合，可以对结石定位，X线曝光时间和剂量，控制X线图像等数据进行采集、存储，对水囊充水、排水、排气、散热等多种重要功能进行信息化控制。碎石完成后存储碎石操作数据，打印病例报告，并可自动监测整机运转情况，提高了碎石的有效性和安全性。

什么样的结石可选择体外冲击波碎石

体外冲击波碎石术已成为治疗尿路结石的主要手段之一，但并不是所有结石患者都适用。选择合适的泌尿系统结石患者才能获得更佳的治疗效果和减少不良反应。①肾结石：直径2厘米以下的肾或肾盏结石或总体积与之相当的多发结石是体外冲击波碎石的最佳适应证，多数情况下单次治疗即可将之完全粉碎。直径2～4厘米的肾脏结石也可以选择体外冲击波碎石，但术前常需放置输尿管导管引流和防止石街形成，此类患者常需要多次碎石。②输尿管结石：小于1.5厘米的输尿管结石可以行体外冲击波碎石。有些结石在输尿管内停留时间过长，被炎性肉芽组织包裹，碎石效果较差。③膀胱结石：主要采用腔道碎石或开放手术治疗，对于身体较弱不能耐受手术者可行体外冲击波碎石治疗。

什么样的结石不选择体外冲击波碎石

泌尿系统结石的位置、大小、成分、结构、形态、在尿路存留时间长短及是否伴有积水等因素均影响碎石的效果。下列情况一般不选择体外碎石：严重积水、肾功能差的患者不建议采用体外碎石；结石下端合并畸形、狭窄、压迫、肿瘤等梗阻性因素不宜行体外碎石；在碎石机定位不清楚的结石不宜碎石；结石较大、多处复杂结石、硬度较高的结石。

什么样的患者不能做体外冲击波碎石

妊娠女性绝对不能进行体外冲击波碎石，主要是 X 线或冲击波对胎儿会产生不良影响。尽管有人认为孕妇输尿管上段结石可以应用 B 超定位采用低能量体外碎石，但其长期安全性尚缺乏足够病例资料证明；冲击波对组织损伤可以引起出血，凝血功能障碍，体外碎石有导致靶器官大出血或出血不止的风险。因此伴随此类疾病患者，应积极改善凝血功能，碎石前必须做相应的凝血功能监察，碎石后严密观察疗效以及有无出血情况发生；伴有泌尿系统活动性结核如肾结核者不宜行体外冲击波碎石治疗，因冲击波会促使结核杆菌的血液扩散，形成全身粟粒性结核，其余部位活动性结核也最好在结核控制后再进行碎石治疗；对于肾功能不全患者需要根据导致肾功能不全的原因区别对待，亦可输尿管内放置 DJ 管引流改善肾功能后再碎石。此类患者碎石治疗可适当延长两次治疗间隔，使肾脏组织损伤恢复；尿路感染患者因体外碎石会引发炎症扩散，严重者会导致败血症。患者应在积极控制感染，或者放置引流管后再进行碎石治疗；体外冲击波碎石的选择需要结合患者全身、尿路及结石情况进行综合考虑。

如何提高体外冲击波碎石的成功率

患者准备：体外冲击波碎石是通过人体软组织将冲击波聚焦结石而将其击碎，一般不会引起其他脏器的损伤，不会引起明显的疼痛，患者应消除恐惧心理，配合做好碎石前的准备工作；肠道内的食物或者气体会阻碍冲击波传导，影响 X 线的通透，碎石前一天晚上服用缓泻剂减少肠道积气，治疗日早晨最好不进食；碎石患者应洗澡，重点清洗结石部位表面皮肤的油脂，减少冲击波传导的衰减。

医务人员准备：了解及检查患者病情、适应证、身体治疗条件及心理状况，消除患者思想顾虑。应完善患者病史，进行血肝肾功能、尿常规、凝血机制方面检查以了解有无出、凝血疾病,有无感染存在及肝肾功能情况;根据患者的具体情况、体外冲击波碎石的适应证和禁忌证制订切实可行的治疗计划;输尿管结石要在治疗当日早晨再拍尿路平片以明确结石是否有移位;检查及维护碎石机设备性能,保证治疗安全及效果。

特殊准备:对于 X 线显示不清晰又无 B 超定位系统适合碎石的患者,可碎石前进行输尿管插管,碎石过程中注入造影剂使结石部位显影,利于 X 线定位。结石过大,预估碎石后有石街形成风险,可提前留置输尿管支架管,碎石排石后拔除。

提高碎石技术和技巧:绝大多数患者不需麻醉,不能配合儿童可采用全麻,少数紧张、疼痛敏感患者可给予镇痛药;选择合适碎石体位有利于提高碎石效率,一般情况下肾及上段输尿管结石选择仰卧位,某些上段输尿管结石选择斜卧位更有利,中、下段输尿管结石可选择仰卧或者俯卧位,骨盆段输尿管结石及膀胱结石可根据情况选择俯卧位或者半坐位治疗;结石精准定位于半椭圆反射体的第二焦点处才能提高冲击波的效率,因此,应充分利用 X 线及 B 超两种定位系统,根据结石的位置,估计出结石的体表投影,再根据体表标志将结石放置在冲击波源的中央位置;碎石机电压过高或碎石次数过多会造成组织损害,原则上宜增加轰击次数而不宜加大电压能量,2 次治疗间隔不少于 1 周,给患者组织的恢复提供足够时间;结石体积较大或者多发时,应先集中力量打碎结石下端或者最下端结石。不能四处游击,造成大块结石堵塞,或者致使已碎的结石不能排出。

如何判断结石是否粉碎

治疗中判断结石是否粉碎对于是否改变参数及预测排石效果非常重要。结石粉碎的表现是结石体积变大,影像变淡,并向四周散开。肾盂结石粉碎后常常显影不均匀,可看到小的碎石颗粒。输尿管结石粉碎后可看到沿输尿管走向较淡的长影像。当结石已发散开时,应注意有无较大的碎石颗粒,较大颗粒需要重点定位针对性碎石,以利结石排出。

体外冲击波碎石术后处理

体外冲击波碎石是将结石粉碎然后排出的过程,碎石后的患者重点应该注意排尿情况,收集排出结石和复查。体外冲击波碎石后因冲击波的损伤和结石的移动,几乎都会有血尿症状,一般呈淡红色,多数不严重,多饮水 1～3 天即可消失。严重血尿不止时,应及时行 B 超或 CT 检查,以了解肾脏有无被膜下血肿等损伤。如无明显损伤,可选择卧床休息,应用止血药后可逐渐治愈,如发现肾脏实质损伤时,应根据损伤程度采取非手术或手术治疗。如果患者碎石有效,碎石后会有结石碎渣排出,应将尿液排到相应容器沉淀后,将底部结石碎渣收集送结石成分分析。多饮水、多排尿是体外碎石后排石的重要措施,大量的尿液能冲洗尿路,有利于碎石的排出,必要时可给予输液或应用利尿药,目前有多种中药制剂有利于利尿、消炎,促进结石排出。碎石后的患者一般不需要服用抗生素,对于治疗前有泌尿系统感染,结石以上积水较重者,可给予口服抗生素治疗。碎石堆积尿路堵塞可引起泌尿系统感染,碎石后发热的患者应行尿培养及药敏试验,及时控制感染。体外碎石后结石排出过程中,碎石刺激输尿管壁可引起痉挛性疼痛,应用解除平滑肌痉挛药物,使输尿管处于松弛扩张状态,有利于结石排出。对于输尿管末端结石服用 α 受体阻滞药对结石排出有益。

石街是怎样形成的,如何预防治疗

较大肾结石行碎石治疗后形成石街是比较常见的问题,结石破碎后快速排出堆积形成石街,根据造成梗阻的程度、是否合并感染以及是否引起不同的症状而处理方法有所不同。输尿管内形成石街但无发热、绞痛等不适患者,应定期行尿路平片检查,了解碎石的排空情况,如碎石明显减少则是正常现象,如超过 1 周石街无明显变化,则应从石街的下端开始对其进行体外冲击波碎石治疗,大多数石街可以逐步排出。也可辅以药物治疗帮助排石。如石街已达膀胱壁段,可经直肠或阴道按摩以助排石。石街伴有绞痛、发热及患侧腰部胀痛等症状者应及时行尿路平片或者 CT 平扫检查,并进行从石街下端开始的体外冲击波碎石治疗,如效果不佳则行留置 DJ 管引流或经皮肾造口引流以解除梗阻,保护肾脏功能,待后期处理石街。

石街的预防除了我们前边讲的体位预防方法外,较大结石碎石前可提前放置双 J 管。另外,应严格适应证,巨大结石应采用经皮肾镜手术碎石治疗。

装有心脏起搏器患者能做体外冲击波碎石吗

采取适当的预防措施,装有起搏器的患者可以接受体外冲击波碎石。对体内置入心脏复律除颤器的患者必须特别重视,在体外冲击波治疗期间临时除颤器重新设定为 firing 模式。然而,对于新一代碎石机,可能不是必需的措施。

结石疼痛急性发作的时候适合体外碎石吗

结石疼痛急性发作的时候,患者非常痛苦,很多患者认为只要行体外冲击波碎石后就可以缓解疼痛。由于患者疼痛剧烈时,很难保持固定体位,而行体外冲击波碎石需要控制患者的呼吸、运动和体位,所以建议患者疼痛控制后再行体外冲击波碎石,这样碎石的效果可能会更好。

做完体外冲击波碎石之后,患者也不痛了,还用来医院复查吗

泌尿系统结石患者应用镇痛药物或做完体外碎石,现在也不痛了,那还需要来医院复诊吗? 答案是就算不痛了也需要复诊。

因为即使做了体外冲击波碎石,也不能保证一定能把结石击碎排出。患者不痛不代表结石已经排出,如果结石长期堵塞尿路,就有可能导致肾积水加重,造成肾功能不可逆的损伤。所以,建议体外碎石后还需要去医院复诊。

体外冲击波碎石对人体有危险吗

虽然体外冲击波碎石不用麻醉,门诊就能完成,但是也是有风险的。①"石街",顾名思义就是大量的碎石渣在输尿管内堆积而成,多见于大的肾结石碎石后形成。"石街"对肾功能影响极大,应立即处理。②发热,多见于碎石前就合并泌尿系统感染或者感染性结石碎石后,严重时会出现脓毒性休克。③血尿,在碎石后是常见的情况,严重时对症治疗即可。④肾脏血肿,或轻或重,有约 15% 的发生率,尤其在高血压患者。发生后一般行对症非手术治疗,将来有肾脏萎缩等风险。⑤心脏并发症,比如快速性心律失常和心搏骤停,多见于既往就有心脏疾病或装有心脏起搏器的患者。

体外冲击波可以无限次碎石吗

前文有讲,有的结石是不适合做体外碎石的;即使适合做体外碎石,一般尝试 3 次之后,体外碎石再成功的概率就很低了,应该选择其他的治疗方案。体外碎石也不能每天 1 次,频繁的体外碎石会增加治疗的并发症,导致不可逆的损伤。如若患者没有间隔每天都做碎石,严重者可导致肾脏血肿、肾积水加重、肾脏萎缩,甚至丧失功能等。

体外冲击波碎石后多久复查

体外冲击波碎石后,患者小便时应注意观察有无结石碎末排出。如果有碎末排出,应自行收集起来,复诊的时候出示给医生。一般情况下,碎石后 1～2 周复查。但是如果患者病情变化,比如发热、疼痛加重等，或者病情特殊医生特别嘱咐复查时间，则应根据实际情况及医嘱去医院复查。

体外冲击波碎石后多久复震

一般情况下，根据复查的情况，如果结石位置没有改变，同一部位的体外冲击波碎石的间隔时间为 2 周。如果结石位置改变，则可以缩短至 10 天，或者至少 1 周为宜。

体外碎石后的辅助排石

体外碎石后的体位排石

体外冲击波碎石后根据结石所在部位不同可采取不同体位以帮助碎石排出。肾下盏结石碎石后通过头低足高位并叩击背部可改变结石重力方向，加速排出。马蹄肾结石由于解剖上的发育异常，输尿管跨过马蹄肾的峡部由前面下行，治疗后采取俯卧位有助于结石排出；较大的肾结石，碎石后因短时间内大量碎石突然充填输尿管易形成石街而发生堵塞，故应使碎石逐渐缓慢排出，碎石后不宜立即下床剧烈活动，患侧在下的侧卧位有利于预防输尿管内碎石堆积。目前，也有专门的辅助排石床，根据患者结石情况通过改变床体使患者体位在一个合适的位置，利于结石排出。

促进结石排出的设备应用

放置在腰间的振动腰带，通过有节奏的振动可以促进体内碎石的排出，振动腰带的缺点是在振动时易发生侧移，影响其辅助排石效果。体外物理振动排石机是我国自主研发的可以针对体外碎石进行主动排石的设备，并已逐步应用于临床。是一种无创、有效、安全的辅助治疗,可加速体外冲击波碎石治疗后上尿路结石的排出。物理振动排石机采用多方位物理简谐振动惯性引导技术,通过振动手柄和床下振动器的结合,通过人体介质将产生的高能振波传导到肾脏及输尿管,促进结石的排出。排石机床体可进行上下倾斜的调节,从物理振动和体位的变化两方面促进结石排出,也能预防石街的形成。

第八章

泌尿系统结石的手术治疗及术后随访

腔道外科发展快,能量平台是依赖。
硬镜软镜膀胱镜,超声弹道钬激光。
经皮肾镜钥匙孔,整个尿路镜皆通。
预防策略要记牢,术后复诊莫忘掉。

手术方式与设备

泌尿系统结石手术治疗方法都有哪些

泌尿系统结石手术治疗方法有输尿管镜碎石、经皮肾镜碎石、腹腔镜输尿管切开取石术以及开放肾盂、输尿管切开取石术。一般来说,肾绞痛经药物治疗不缓解或者结石大于 6 毫米考虑非手术治疗排出困难且不适合体外冲击波碎石时,应进行外科手术干预。泌尿系统结石手术目前绝大多数都为微创腔道手术,具体选择哪一种手术方式,需要根据患者身体状况、结石情况以及有无合并症等实际情况加以判断。

碎石的能量平台

碎石能量平台的作用就是在手术中发现结石的时候,通过能量平台将结石击碎,可以比作为结石手术的"手术刀",是泌尿系统结石外科治疗不可或缺的重要部分。碎石比较常用的能量平台包括气压弹道、超声以及激光。

气压弹道碎石平台是 20 世纪 90 年代首先由瑞士 EMS 公司发明的，主要由空气压缩机、探针、手柄等部件构成。它的工作原理是将压缩气体产生的能量用于驱动碎石机手柄的子弹，子弹运动时撞击探针，利用探针冲击结石，通过机械能将结石击碎。它具有碎石能量不产生热效应，不会损伤泌尿道黏膜，不损伤输尿管镜，碎石效率高，结实耐用，价格低廉等特点。但同时它也有不足之处，应用气压弹道碎石时结石容易上移，甚至返回肾脏，对于输尿管中上段的结石要更为小心。另外，虽然气压弹道碎石效率较高，但是往往不能将结石粉末化，残余结石可能性大，需要二期手术进一步清除结石。同时因为气压弹道作用机制所限，探针无法进行弯折，因此不能结合软性输尿管镜使用。

腔内超声（图 8-1）应用于泌尿系统结石的治疗可以追溯至 20 世纪 50 年代初，早期美国泌尿专家 Goldberg 经膀胱镜用冲击波

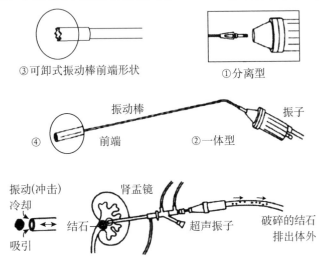

图 8-1 超声波碎石装置

击碎一名患者的膀胱结石,之后一系列体内超声碎石装备陆续出现。作用原理是把电能转变为声能,利用声能将结石击碎。机器内的高压瓷原件产生超声波,超声波沿中空的金属探杆纵向传导,在尖端机械性震颤,破碎结石成为细小的碎片,并通过探头的中空管,吸出碎石,因此视野清晰,不易残留结石屑。因其金属探杆较粗,需要增加输尿管镜的直径来增粗操作通道,常被应用于更粗的经皮肾镜中。因其作用原理利用了结石与周围软组织的声抗阻率不同,且结石为脆性物质,抗张强度弱,所以超声波在击碎结石同时不损伤周围组织,但在使用时应注水冷却,防止发生周围组织热损伤,它的另一个缺点就是对于质地较硬的结石碎石效率欠佳,目前临床中大多数应用的是将气压弹道与超声碎石结合一体的碎石机(图 8-2),既能达到很高的碎石效率,又能将结石吸出,降低残石率,从而为泌尿系统结石患者带来更大的获益。

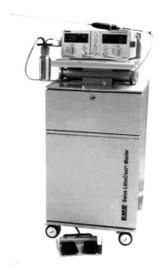

图 8-2　气压弹道和超声联合的碎石机

　　还有一种更为新兴的碎石手段就是激光碎石,激光是受辐射光放大的简称,它的命名很大程度上得益于我国著名物理学家钱学森教授,是 20 世纪最伟大的科技成就之一。激光的亮度高,能量密度大,目前与医学相结合的激光多种多样,如钬激光、铥激光、绿激光等。而应用于激光碎石最多的则是钬激光(图 8-3),通过一根纤细的石英光导纤维,在其尖端产生很高的能量,然后在引导光的瞄准下将结石击碎。钬激光碎石与常用的气压弹道碎石、超声碎石相比,具有更强的安全性以及广泛的适用性,可以通过膀胱镜、输尿管镜及经皮肾镜直接碎石,不会造成组织损伤。钬激光光纤可弯曲,不仅可以应用于硬性输尿管镜,还可以通过软性输尿管镜进行碎石,所以理论上讲它对任何部位的输尿管结石、肾结石均可进行有效碎石,并且在碎石过程中结石很少移位,碎石后的颗粒更细,因此碎石后排石时间显著缩短。需要我们注意的是钬激光的光纤(图 8-4)易折断,一般常卷成一卷放置,切勿硬性弯折。

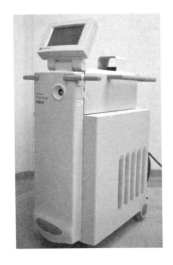

图 8-3　钬激光机器

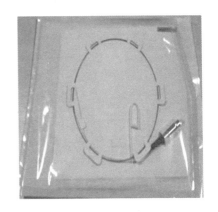

图 8-4　钬激光光纤

内镜下碎石的光学系统

要利用各种能量平台将结石击碎，首先需要将光纤、探杆等碎石装置通过泌尿腔道引导到结石部位。内镜下碎石的光学系统，如输尿管硬镜、输尿管软镜、经皮肾镜、膀胱镜等（图 8-5 至图 8-8）就是实现这一目的的领路者。

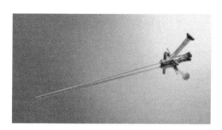

图 8-5 输尿管硬镜

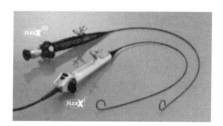

图 8-6 输尿管软镜

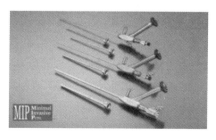

图 8-7 肾镜

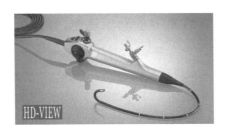

图 8-8　膀胱软镜

内镜时代的先河：膀胱镜

从最早的医学开始，医生与技师们就在探索进入人体的方法，直到 1807 年，德国医生 Philip Bozzini 发明了一种仪器（图 8-9），该仪器开创了现代内镜发展的先河。随着不断的积累和完善，Nitze 开发出了首个现代内镜用于经尿道膀胱内的检查，奠定了现代膀胱镜的基础。膀胱镜可以明确一些膀胱病变，尤其是微小病变，还可以看到膀胱里面是否有结石，并可同时进行碎石治疗。目前临床上最常用的是硬质膀胱镜及较为新兴的软性膀胱镜，软性膀胱镜具有损伤小、视野清晰无盲区等特点。

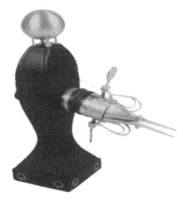

图 8-9　Philip Bozzini 发明的最早内镜

循着尿路去碎石：输尿管镜下碎石

输尿管镜的历史

输尿管镜检查术来源于一次偶然事件，1912 年 Hugh Hampton Young 应用膀胱镜进行观察时无意间进入了扩张的输尿管，并且一直观察到了肾盂。这是人们第一次通过腔道内观察输尿管和肾脏的集合系统。随后在 1964 年，Marshall 首次报道了当时采用的新型软性输尿管镜，此镜从尿道到膀胱，然后由膀胱经输尿管口进入输尿管，逐渐观察至肾盂，完成了整个泌尿系统管道内的观察工作，并且在观察的过程中发现了结石。1970 年，Takayasu 和 Aso 在国际泌尿外科会议上报道了可弯性输尿管镜逆行观察输尿管和肾脏集合系统。但因为当时的内镜清晰度差、工作通道细、不能兼顾治疗作用等原因不能广泛推广。软性输尿管镜的历史要比硬镜应用早近 10 年，1979 年第一个硬性输尿管镜由 Perez-Castro 设计成功。通过试验，发现硬镜完全可以进入输尿管口、输尿管以及肾盂。由于硬镜在设计及工艺难度上要低于软镜，所以很快不断有日益完美的硬性输尿管镜出现。输尿管镜技术的改进大大改变了治疗尿路结石的局面，并确立了其在腔内泌尿外科的地位。目前经尿道输尿管镜碎石术在处理输尿管中、下段结石具有不可替代的优越性。

输尿管镜碎石适合什么样的患者

几乎所有的输尿管结石都可采用输尿管镜碎石治疗，当然这不是说所有的结石都需要手术。对于非手术治疗结石无法排出、结石梗阻导致积水影响肾功能、"石街"形成、体外碎石定位困难、体外碎石失败后的输尿管上段结石、结石并发可疑的尿路上皮肿瘤及输尿管中下段结石,还有某些极度肥胖的患者,都适合选择输尿管镜碎石。

输尿管镜碎石有哪些禁忌证

输尿管镜碎石的禁忌更多的是与患者本身的身体情况有关,一般来说,如果存在不能控制的全身出血性疾病;严重的心肺功能不全无法耐受手术;未控制的泌尿系统感染;严重尿路狭窄,腔内手术无法解决;严重髋关节畸形,采取截石位困难,不适合选择输尿管镜碎石治疗,可根据实际情况改善身体素质后,再次进行评估以选择更佳的碎石策略。

输尿管镜碎石手术需要麻醉吗

输尿管镜碎石手术虽然是通过人体的自然腔道进行手术,但仍是一种侵袭性操作,对患者会造成一定的损伤及痛感,适当的麻醉是必要的,可以有效地减少患者的痛苦,更重要的是确保手术效果,获得更高的碎石效率同时避免损伤输尿管等重要组织。麻醉的方式可以根据结石的大小、位置、数量及患者身体情况、手术的时长进行选择,一般包括全麻、腰麻(俗称半麻)、硬膜外麻醉,对于女性及部分输尿管下段结石的患者,可以考虑静脉复合麻醉。

输尿管镜下碎石优势与准备

结石的治疗早已进入微创时代,相比于以前的开放手术,微创手术对患者的创伤更小、效果更好。但是,微创手术花费也相对较高。除了手术费用之外,需要使用激光、气压弹道等碎石能量平台,输尿管镜以及显像系统,还有导丝、取石篮、输尿管支架管、阻石网篮等耗材。这些耗材有国产和进口,费用也各不相同。但是,微创手术的患者住院时间短,能更快地恢复正常的生活,尽快地返回工作岗位。

输尿管软镜和输尿管硬镜有什么不同

硬性输尿管镜按长度分为长镜和短镜,长镜长度为 460 毫米,短镜长度 350 毫米;按外径粗细不同分为 13Fr、12.5Fr、9.5Fr、7Fr 等不同规格(Fr 是输尿管镜前端横断面周长的计量单位,一般认为 3Fr=1mm);按视野方向分为 0 度镜或 15 度视角。硬性输尿管镜一般有两个工作通道,一个用来通过激光光纤进行碎石治疗,一个用来通过导丝、取石篮等可弯性器械。输尿管软镜的发明虽然较硬镜更早,但受限于当时科技水平,未能得到很好的发展应用。近 10 来年,由于制造工艺不断进步,软性输尿管镜视野和清晰度明显改善,应用也日益增多。目前应用最多的软性输尿管镜更纤细,外径只有 7.5Fr,有一个工作通道,可以用来通过光纤进行治疗。由于其可弯折性,可以带来更大的可视角度,但就使用寿命来说,与硬镜相比,仍易损坏,使用中需要注意输尿管软镜的保护,使用后需要注意输尿管软镜的维护。随着科技的进步,近十余年来我国应用输尿管软镜结合钬激光治疗肾结石的比例越来越高,已经成为治疗上尿路结石的重要手段。软性输尿管镜可以在肾内弯曲,镜体末端弯曲角度 180°～275°,虽然操作通道内的光纤、取石钳等会减少软镜末端弯曲角度,但仍能够到达肾盏内的绝大多数角落。输尿管硬镜碎石是处理输尿管中下段结石的首选,因镜子本身是硬性的,在肾内无法拐弯,基本上无法处理肾结石,并且在处理上段结石时,可能发生结石上移至肾内的情况,需要配合软镜或体外冲击波碎石治疗。输尿管软镜的优势在于对肾内小结石、输尿管上段结石具有很好的结石清除率,此外,对于孤立肾、马蹄肾的患者有独特优势。

软性输尿管镜手术的适应证

相比于经皮肾镜,软性输尿管镜取石术是通过人体的自然腔道到达肾脏结石部位而碎石,因此更加微创。由于人体输尿管狭长，这就使得输尿管镜的操作通道宽度受限，只能通过很细的钬激光光纤，碎石的效率偏低，一般适于处理大小不超过 2 厘米的肾结石。如果输尿管条件好，结石质地较脆，特殊情况下也可以处理大于 2 厘米的肾结石。软输尿管镜治疗肾结石因其从人体自然腔道手术，出血风险低，尤其适合相对高龄、身体条件偏差、有出血风险以及稀有血型的患者。

肾结石大于 2 厘米，可以用输尿管镜手术解决吗

可以，但不应作为首选。首先经皮肾镜手术后大出血的发生率很低，清除结石效率高，是一个安全的式式。其次，也要充分考虑到结石本身的硬度问题。如果患者的结石质地脆，比如磷酸镁铵、二水草酸钙，容易击碎成粉末化，同时患者输尿管条件好的情况下，也可以做到一次手术清石的效果。反之，如果结石质地硬，比如一水草酸钙、胱氨酸结石，往往就需要二次甚至多次手术。治疗时间延长、费用增加，并给患者带来更大的精神压力。因此，对于这样"大块头"肾结石的治疗选择，需要医生及患者权衡利弊，综合考虑是否行软性输尿管镜术。

手术前先放个支架管，过 1～2 周再做手术，为什么

在临床工作中，我们经常遇到术前先放置支架，然后再行碎石手术治疗的情况，很多患者并不理解。其实，对于做软性输尿管镜前是否留置支架管 1～2 周是有争议的。对于绝大部分医生来说，术前不常规给患者留置输尿管支架管。85% 的患者一期行输尿管软镜术能一次成功，有 10%～15% 的患者因为输尿管情况并不是很好，软镜无法顺利到达结石部位，导致一期手术失败。对于术前怀疑有输尿管狭窄、结石量大、肥胖、身体条件差、术前合并感染、术前合并肾功能不全的患者，建议术前局麻下留置输尿管支架管 1～2 周，改善输尿管条件，增加进镜成功率，再行输尿管软镜手术治疗。另外，如果患者非常担心一期输尿管镜无法

顺利进镜,无法到达结石部分,也建议术前留置输尿管支架管。术前进行充分的评估和准备,争取一次成功,这样术后恢复得更快,住院时间缩短,花费更少。

输尿管镜碎石安全吗

首先,输尿管镜通过的是人体自然腔道,不会破坏正常的生理构造,手术风险大幅降低。另外,随着经验的积累和手术器械设备的不断进步完善,目前输尿管镜碎石是一种非常安全、成熟的手术,出现并发症的概率很低,不用因为担心手术而延误病情。当然,输尿管镜碎石手术虽然风险低,但是也有可能出现一些并发症。比如,输尿管黏膜损伤、穿孔和撕裂。轻微的黏膜损伤比较常见,一般可以自愈,但如果未能及时发现有可能出现损伤加重,导致输尿管穿孔或撕裂。穿孔时需留置输尿管支架管,及时终止手术,将来有可能出现输尿管狭窄,需要再次处理。撕裂是输尿管镜手术最严重的并发症,需要立即行开放手术处理。输尿管镜手术时,如果输尿管狭窄,不要勉强进镜,留置输尿管支架管被动扩张,过几天再行手术治疗,成功率就大大提高。当然,住院时间和花费会相应的增加,但是和出现严重的并发症相比,还是值得的。所以,如果输尿管镜手术出现上镜困难时,患者不要过度的悲观,这是输尿管镜手术相对比较常见的情况,被动扩张1~2周后再次手术,一般很少再出现上镜困难这样的情况。另外,输尿管镜手术还有可能出现发热,甚至脓毒败血症性休克危及生命,特别是术前合并泌尿系统感染或者感染性结石的患者。对于术前合并泌尿系统感染的患者,不要着急手术,应该给予引流或者抗感染治疗,等待炎症控制后,再行手术治疗。

为什么有时输尿管镜碎石手术不成功

虽然说输尿管镜碎石适合绝大多数输尿管结石,但有时是不适合行输尿管镜碎石手术的。比如,尿路感染,如果感染在没有控制的情况下,强行碎石后很有可能出现脓毒血症危及生命。对于严重感染的患者来说,常常局麻下留置输尿管支架,进一步控制感染,然后再行碎石手术治疗。泌尿道有狭窄的患者,输尿管镜无法到达结石部位,也无法进行碎石治疗,否则容易导致手术不成功。如果结石位于输尿管上段,输尿管镜需要通过的输尿管就会比较长,就有可能出现输尿管管壁狭窄或痉挛,导致输尿管镜无法到达结石部位。另外,如果是结石位于肾盏内,目前软性输尿管镜的弯曲角度约 270°,存在理论上的死角,如果结石位于死角,容易出现碎石不成功。当然,对于有经验的医生来说,可以通过一些办法减少这种概率,但仍有极少数结石碎石不成功的可能。

为什么做完软性输尿管镜手术,复查肾脏内还有 0.5 厘米的石头残留

软性输尿管镜手术一般是术中将结石击碎至 3 毫米以下,尽量粉末化结石,而不是强调术中用取石篮将所有的结石碎末取出。如果结石不超过 1 厘米,有可能做到术中用取石篮将结石碎末取净。如果结石在 2 厘米左右,打成碎末就可能有成百个 3 毫米的碎末,手术中不可能将这成百个碎末逐一取出,反复进出输尿管也会加重黏膜损伤,是一个无意义的操作。手术中我们通常从结石边缘开始逐渐碎石,我们称之为"蚕食"法,避免直击核心,以防较大的结石进入肾盂,造成结石残留。尽量将结石粉末化,然后排出碎石。结石碎末最有可能沉积在下盏处,不是所有的碎末都能掉到输尿管内,患者往往还需要结合头低足高的体位排石,部分医院还有排石床促进排石。国外还有研究提到坐过山车可以促进排石的结论,其实原理都是相同的,将结石从肾下盏"倒"出来。如果结石碎末不能排出,就有可能堆积在下盏,复查肾脏内就还有结石残留。结石越大,术后残石的可能性就越大。软性输尿管镜碎石虽然安全,但是清石率较经皮肾镜低,尤其对

于体积大的结石,很难做到术中清石。除了上述情况,软性输尿管镜并不是能够到达肾脏的任何部位,即存在理论上的死角。如果死角内有结石碎末,有可能会被遗漏,导致术后复查有残石。

术后为什么要留置输尿管支架,需要注意什么

在我们进行碎石治疗后,往往需要留置一根输尿管支架管在患者体内,目的是起到支撑输尿管的作用,在一定程度上预防输尿管狭窄的发生,同时通畅引流可以降低泌尿系统感染的发生率,当然也有一些研究发现,简单的输尿管下段结石不放置输尿管支架也是安全的。目前主流观点仍然是需要留置输尿管支架,尤其是术中出现输尿管损伤或穿孔、输尿管黏膜明显水肿或有出血、伴有输尿管息肉形成、术前诊断输尿管狭窄、伴有明显的上尿路感染等情况更需要放置双J管。在留置输尿管支架的过程中,可能会出现血尿、腰部酸胀等情况,这是因为留置的双J管摩擦输尿管造成的黏膜破损、膀胱输尿管抗反流机制消失导致的。因此,患者尽量少活动、多饮水、勤排尿、避免憋尿,在保证效果的情况下,尽早拔管。

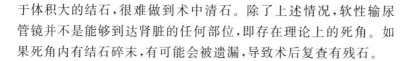

经皮肾镜碎石

传说在公元 10 世纪就有从腰部切口到肾脏取出结石的记载。1941 年,Papel 和 Brown 使用内镜经过肾造瘘通道取出手术后的残留结石。1955 年,Goodwin 提出了经皮穿刺肾脏造口的方法,为经皮肾镜取石术奠定了基础。1973 年后欧美一些发达的国家不断改进和发明了肾镜。1976 年,Fernstrom 首先报道通过在 X 线下建立经过腰部皮肤到肾脏的通道并成功套出结石的病例。1981 年,Wickham 和 Kellett 将该技术命名为经皮肾镜取石术。1983 年,Alken 成功实施了经皮通道在肾镜的直视下使用液电碎

石装置将结石击碎手术,使经皮肾镜的适应证从小于1.5厘米的结石扩大到更大的结石。随着设备的进步,碎石效果越来越好,相较于开放手术更为微创的经皮肾镜手术的运用更为广泛。1984年该术式在我国应用,从国外引进的经皮肾镜的技术和设备,最早是在北京、广州的医院开展,然后逐步推向全国。图8-10为经皮肾镜的应用示意图。

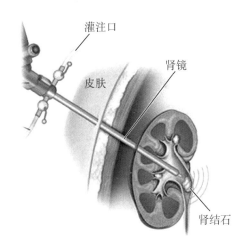

图 8-10　经皮肾镜示意

什么是鹿角状结石

鹿角状结石(图 8-11)是指位于肾盂,其分支进入肾盏的结石,是一种特殊类型的肾结石,具有结石复杂、取石困难、手术难以取净和术后结石容易复发的特点。一般来说,分支占据各个肾盏的结石称为完全性鹿角状结石,其余的称为部分性鹿角状结石,对于鹿角状结石来说,一般主张经皮肾镜碎石治疗。

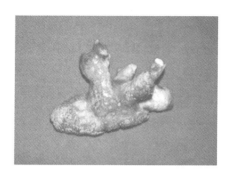

图 8-11 鹿角状结石实物图

哪些患者适合经皮肾镜碎石取石

随着技术的发展,以及各种碎石设备进步,经皮肾镜碎石取石的适应证非常广泛。凡是不能自行排出的肾和输尿管上段的结石,几乎都可以采用经皮肾镜取石。经皮肾镜取石效率高,所以尤其适合输尿管镜或者体外冲击波无法解决的大块结石患者。由于经皮肾镜需要打孔,对于身体较瘦、肾盏有积水的患者,穿刺难度相对较低,更为合适。对于有出血倾向、身体状况差、基础疾病控制差、合并泌尿系统结核或者肿瘤、极度肥胖、左肾高位结石合并脾肿大、右肾高位结石且合并肝大等患者不适合行经皮肾镜取石术。

经皮肾镜碎石手术有什么优势

经皮肾镜的优势是相对微创、结石清除率高,相比于开放取石的大切口,经皮肾镜只需要打孔就可以,具有痛苦小、并发症少、适应证广等优点,为钥匙孔下的手术。相比于输尿管,经皮肾通道更为粗大、距离短,可以通过更为粗大的肾镜,使用更粗的光纤或者碎石设备,碎石效率高,结合超声吸引或者水泵,可以很方便地将击碎的结石吸出或者冲出,所以清石效率也很高,因而适合大体积结石。

传统经皮肾镜、微通道经皮肾镜和超微通道经皮肾镜怎么区分

经皮肾镜穿刺通道的大小是根据患者的结石大小、位置、设备以及术者的习惯和经验决定的。从国外传入国内时,都是传统的经皮肾镜,标准通道是 24Fr。但是刚开始的时候由于经验设备不足,经皮肾镜的并发症发生率较高。20 世纪 90 年代初我国有学者创造性地提出将肾穿刺造口通道扩张到 14~16Fr,然后二期通过经皮肾穿刺通道使用肾输尿管镜碎石取石,后来在此基础上提出更为简单、实用、安全的一期同时穿刺取石的微通道经皮肾镜取石术。最近十来年由于出现了瑞士 EMS 超声联合气压弹道碎石取石系统,由于带负压系统,术中降低了肾盂内压力,降低了手术感染的风险,被广泛应用,但是此设备必须结合标准通道使用。近几年,又出现了超微通道经皮肾镜取石术,通道只有 10~14Fr。超微通道经皮肾镜取石术需要使用超细肾镜,带吸引功能的 10~14Fr 的专用金属鞘,适用于结石体积不超过 3 厘米、软性输尿管镜无法处理的下盏或盏颈口狭窄、经皮肾镜术后残留的孤立小盏结石,最大的优势是由于创伤小,术后可不留置肾造瘘管,有部分患者可以不留置输尿管支架管,做到无管化,术后疼痛小、恢复快。但是,超微通道经皮肾镜取石由于视野小、冲水量小,出血容易导致视野模糊,需要更为精准的穿刺。肾盂内压力高,围术期感染的风险高,目前应用的适应证较局限。

经皮肾镜手术没有一次把结石处理干净,为什么也是成功的手术

经皮肾镜的手术步骤中最为重要的环节就是穿刺和通道的建立。这有两种情况。第一种就是结石体积大,医生在手术前已经估计到术后结石残留的可能,已经和患者充分的交代,行分期

手术。一期手术建立通道,击碎部分结石,二期再将剩余的结石击碎。第二种情况是结石量并不是非常大,由于碎石的过程中,结石击碎后的碎末可能随着水流冲到肾脏的上中下盏,加上术中往往会或轻或重的出血导致视野模糊,所以很容易出现术后残留结石。当然,这种情况下残留的结石量往往不大。如果没有残留结石,患者需要 5～6 天后拔除肾造瘘管后出院。如果有残留结石,5～6 天后局麻或者无痛麻醉下把残留的结石取出,第 2 天再拔除肾造瘘管后出院。

经皮肾镜可以联合输尿管镜、体外冲击波碎石等几种方法吗

泌尿系统结石治疗已进入微创手术时代,与以往开放手术不同,对于大体积结石的治疗可以分次进行。以往的开放手术由于有切口,应尽量做到术中一次取净结石,因为开放手术对人体的创伤非常大,再次手术难度也更大。微创手术对人体的打击小,所以联合、多次手术是可行的。由于大体积结石往往充满肾盂、肾盏,对于这类结石行经皮肾镜治疗往往需要建立多个通道。但是通道建立的多,出血的风险亦有所增加,对患者的创伤势必也会更大,所以要根据实际情况,不能盲目增加通道。多数情况下,通过经皮肾镜将结石的主体清除,残留的结石量如果不大的话,就没有必要冒险再建立通道,可以结合软输尿管镜、体外冲击波碎石等方式,互相取长补短,从而达到满意的效果。

微创内镜下碎石术后注意问题

经皮肾镜手术后血尿特别严重,怎么办

经皮肾镜由于在腰上打孔开通道至肾脏,所以不可避免出现

不同程度的血尿，一般 0.5～1 天后逐渐减轻，3 天到 1 周消失。如果术中出血明显，以及术后即刻出现严重的血尿，往往需要急诊行肾动脉造影，必要时行选择性肾动脉栓塞术。另外，还有可能出现术中以及术后一开始出血不明显，随后出血加重，此为延迟性出血。一般通过卧床休息、输血等非手术治疗好转，严重时也需要行选择性肾动脉栓塞。所以，经皮肾镜手术和其他的手术方式不同之处在于，术后尽量卧床，尤其是术后的前 2～3 天，即使可以下床也应以休息为主，减少活动，以降低出血的风险。

经皮肾镜术后发热了怎么办

外科手术根据手术操作难度、手术过程复杂程度以及可能出现的并发症风险分为 4 个分级，级别越高、难度越大，风险越大。经皮肾镜手术是四级手术，手术有创伤，而且很多结石的患者为感染性结石，碎石后细菌释放，术后患者可能出现感染发热。大部分患者是轻微的感染，体温轻度上升，但也有体温达到 40 摄氏度，甚至出现感染性休克的可能。所以，术前合并泌尿系统感染的患者，不要着急手术，术前应给予抗感染治疗，感染控制后再手术。术后患者排气、胃肠功能恢复后，要尽量多喝水，利于尿液将细菌冲刷至体外。对于较重的感染应积极进行抗感染治疗，使用抗生素，并根据药敏结果调整，必要时可预先留置输尿管支架从而控制感染。

做完输尿管镜手术后血尿严重，会不会有事

输尿管镜手术是通过人体自然腔道进行，必然会对泌尿道黏膜造成或轻或重的损伤，所以术后出现血尿很正常。血尿的颜色大多为淡红色，很少出现鲜红色。有时候患者会觉得血尿颜色很重，实际上是血液沉淀在导尿管壁上，从上方看颜色很深，如果从侧面看就会发现血尿颜色并不一定很重。输尿管镜手术后很少出现大出血，因此需要输血治疗的案例很少。基本上通过增加液

体摄入、多喝水和适用的止血药物治疗后，就可以改善。另外，患者拔除尿管出院后，经常会因血尿加重再次前来医院门诊就诊。实际上，此时的血尿往往与体内的支架管有关。支架管是一根中等硬度的软管，两头各有一个圈，一头在肾脏内，一头在膀胱内。走路或者活动多了之后，支架管会刺激尿路的黏膜导致血尿加重。一般不用过分担心，通过减少活动、多喝水之后就能自行缓解。

结石术后过3个月复查，结石没了，为什么肾脏还有积水

经常有结石患者在手术之前这样问："医生，这次手术把我的结石给打了，积水也能一起治好吗？"还有一些患者在术后过一段时间复查时，B超提示结石已经消失，但还有肾积水，结论也是肾输尿管扩张积水。这时候患者往往比较紧张："我的结石治好了，怎么积水没给我治好？"实际上，术后检查只要积水没有比术前加重就是正常现象。因为结石导致的肾输尿管扩张，即使去除结石梗阻因素后，扩张的肾输尿管也很难恢复到完全正常的粗细。一般不需要特殊处理，需定期复查积水有无加重。

术后千万别忘了拔除体内支架管

无论是微创手术还是开放手术，为了减少术后输尿管狭窄的发生率，常规需要手术时在患者的输尿管里放置一根输尿管支架管（图8-12）。输尿管支架管的两端弯曲，很像猪的尾巴，所以又叫"双猪尾巴管"。支架管的一端在肾脏内，一端在膀胱内，弯曲的头端避免了支架管的上移或者脱出。术后患者能下床后就可以拔除尿管。但是，千万别忘记体内还有支架管。医生一般会在出院时告知多久之后来拔管，一般是在术后1～4周，需要在门诊做膀胱镜拔管。临床上有时会遇到患者忘记拔管，过了很久，比如1年之后，体内的支架管上长满了结石，还合并有泌尿系统感

染,患者出现疼痛不适才前来就医,这时才发现体内还有一根被遗忘的支架管。此时往往由于支架管上长满了结石,拔管变得异常困难,需要结合各种办法,甚至还需要再次手术,才能将支架管拔除,患者因此也增加了更多的痛苦。所以,千万别忘了体内还有支架管。

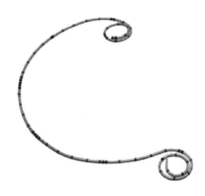

图 8-12　输尿管支架管实物图

传统手术方法:切开取石手术

为什么输尿管切开取石手术越来越少了

首先,需要明确的是,泌尿系统结石一般通过内镜的方法治疗,很少选择切开取石。选择切开取石的患者常常合并有明显的输尿管狭窄,在切除狭窄段的同时取出结石。切开取石,实际上就是切开肾盂、输尿管、膀胱或者尿道来取石。一般来说,膀胱和尿道距离皮肤比较近,不采用腹腔镜的方法。肾盂和输尿管的结石如果选择切开取石,可以选择传统的开放手术,也可以选择腹腔镜方法。传统的开放肾盂或输尿管切开取石需要在腰部合适的位置做一个切口,切口大小和患者的肥胖程度,以及结石的大小、部位等相关。手术需要切开皮肤、皮下脂肪层、肌肉层(腹外斜肌、腹内斜肌、腹横肌),然后分离输尿管周围脂肪,找到输尿管。在结石上方切开输尿管,取出结石,然后放置支架管,缝合输尿管,缝合肌肉层、皮下脂肪层和皮肤。开放手术对腹壁的创伤非常大,患者术后疼痛明显,已经逐渐被淘汰。临床上相对更常用的切开取石方式是腹腔镜下输尿管切开取石术(图 8-13)。腹腔镜手术不用切开腰部的皮肤和肌肉,直接将 3 个穿刺套管呈三角形分别穿刺,通过腹壁各层。然后通过充气,制造腔隙,用分离钳游离并找到输尿管,然后和开放手术一样切开输尿管,将输尿管缝合。腹腔镜下切开取石对腹壁创伤小,但由于使用腹腔镜器械,操作精细度要求高,难度相对较大。

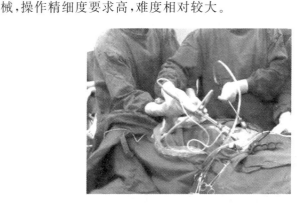

图 8-13　腹腔镜下输尿管切开取石外景图

手术后的随访

无论采用何种手术方式,术后患者应按要求进行随访。随访的目的是为了最大限度地确保患者结石术后疗效、控制感染、减轻并发症,并且预防其再次复发。

结石手术后饮水量

增加液体的摄入能增加尿量,无论对于帮助结石的排出、预防和治疗泌尿系统感染,以及预防结石复发都有好处。推荐每天饮水在 2.5～3 升以上,使每天的尿量保持在 2 升以上。一般推荐喝白开水或者淡茶,忌浓茶。

术后可以憋尿吗

无论采用哪种结石手术,术后常规需要留置输尿管支架管。正常人输尿管末端在膀胱开口是有抗反流机制的(单向阀门),并且输尿管的蠕动方向就是自上而下的,因此,膀胱内的尿液不能沿着输尿管回流到肾脏。但是留置输尿管支架管后,相当于将肾盂和膀胱通路打开,尿液可以顺着双 J 管反流到肾脏,一旦憋尿,膀胱内的尿液进入肾脏,引起肾积水或发热,甚至影响肾功能。所以,带输尿管支架管期间禁止憋尿。同样,带管期间如果行超声检查肾脏也不能憋尿,憋尿会造成超声下肾积水的表现,影响对病情的判断。结石术后的患者建议多饮水、多排尿,切忌憋尿。

术后腰痛、尿频怎么办

带输尿管支架管期间可能会出现轻微的腰痛、尿频、尿急、尿痛或血尿,通过多饮水多排尿,注意休息可以缓解,症状严重时可口服抗生素治疗。如果出现尿频、尿急,膀胱不自主漏尿的情况,应考虑膀胱痉挛(支架管刺激所致),可咨询门诊医生,适当应用抑制膀胱痉挛的药物(托特罗定等)。出现严重腰痛、血尿或出现发热时,应及时到医院复诊。

结石手术后可以运动吗

泌尿系统结石术后应避免腰部剧烈活动。剧烈活动腰部(如提重物、爬山、抱儿童）可能造成支架管与组织摩擦，造成出血加重。也不要突然下蹲和站起，因为重力原因会发生支架管移位脱出。带管期间应以休息为主，可以进行日常的活动，但千万注意避免疲劳。

饮食原则

泌尿系统结石的患者在饮食方面，最好应该根据结石成分来制订相应的饮食原则。如果不知道结石成分，则应遵循以下原则：增加液体摄入，一天最好能排出约 2 升的尿液；限制钙的摄取量，避免摄入过多的钙质，但并非禁止；勿吃过多富含草酸盐的食物，包括甜菜、芹菜、巧克力、葡萄、青椒、香菜、菠菜、草莓及茶；减少蛋白质的过量摄入，包括肉类、干酪、鱼和鸡；减少盐分的摄取，少吃各种高盐分的食物；限制维生素 C 的用量，特别是草酸钙的结石患者；减轻体重；增加粗粮及纤维素饮食；限制高嘌呤饮食及动物内脏、海鲜等；增加水果的摄入，可以预防低枸橼酸尿症患者的结石复发，目前结石成分分析越来越重要，它可以分析结石组成成分，并根据个人实际情况，给予饮食、运动等相关意见，有效地预防结石复发。

术后何时到医院随访复查

泌尿系统结石患者一般在无预防情况下，5 年内结石复发达到 50%，10 年内复发可达到 80%，所以泌尿系统结石治疗后的定期复查非常重要。即使您没有任何不适，也建议您每 3～6 个月到门诊复查一次，复查项目包括：尿常规、泌尿系统超声等。如发现结石复发，应及时采用药物及体外冲击波治疗，避免结石增大。

第九章

特殊人群和特殊类型泌尿系统结石的特点及治疗方案的选择

孕妇泌尿系统结石

妊娠期合并泌尿系统结石是临床少见的妊娠期并发症,诊断和治疗在某些方面还存在争议,处理不当会对母体及胎儿造成很大危害。孕妇的生理变化和胎儿因素,使得诊断和治疗不同于一般泌尿系统结石。

妊娠女性促进结石形成的因素

女性在妊娠期的诸多生理变化及其对上尿路的影响,有可能促使结石的形成。研究表明,妊娠期女性全身血容量、肾小球滤过率、肾血浆流量、尿钙排出量等均明显增加,孕激素水平增高,输尿管受压、扩张等,这些都对上尿路具有重要影响,这些因素的影响往往是促进上尿路结石形成的原因。

妊娠期生理性肾积水

在妊娠的第 6～10 周,约有 90％以上的孕妇会发生生理性肾积水,到分娩 3 个月后才会恢复正常。在妊娠早期,输尿管平滑肌由于受到孕激素及自主神经功能的影响,输尿管出现扩张而且蠕动明显减少。妊娠中期,输尿管的蠕动进一步减少,扩张的输尿管受到妊娠子宫的压迫,右侧输尿管受压更加明显,这使肾盂、

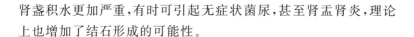

肾盏积水更加严重,有时可引起无症状菌尿,甚至肾盂肾炎,理论上也增加了结石形成的可能性。

为什么妊娠期女性尿钙和磷会增加

妊娠期女性甲状旁腺激素(PTH)会随着胎儿胎龄的增加而逐渐增加。PTH 可促进肠道对钙和磷的吸收,也促使骨钙向血中释放,尿钙排出增加,大部分尿钙会被肾小管重吸收,钙重吸收增多抑制了磷的重吸收,因此妊娠期尿钙和磷的排出量比非妊娠期增加 2 倍左右,这也增加了泌尿系统结石形成的机会。

妊娠期女性的抑制结石因素

尽管妊娠期女性存在生理、解剖、钙磷代谢和尿酸分泌增加等诸多促进结石形成的易感因素,但其发病率并未明显增加,这其中可能也存在某些抑制因素。首先妊娠期女性尿枸橼酸及镁的排泄量增加,抑制了钙盐结石的形成;其次,妊娠中期及中后期胎儿发育相对较快,钙的需求量增加,使孕妇处于一种相对缺钙状态,抑制了结石的形成。

孕妇合并尿路结石的临床表现有哪些

妊娠合并尿路结石时的临床表现和其他泌尿系统结石的表现基本相同,主要有腰腹疼痛、肉眼或镜下血尿、肾盂肾炎、膀胱刺激等,但疼痛部位和性质可能因孕龄的增加而有所变化。妊娠期泌尿系统黏膜血管充血,可经常出现镜下血尿情况,这并不能提示泌尿系统结石的存在。因妊娠时受激素影响,输尿管平滑肌张力降低、肾盂及输尿管扩张、蠕动减弱,尿流缓慢、尿液反流等因素,肾盂肾炎较为常见。妊娠早期增大的前倾子宫在盆腔内压迫膀胱经常出现膀胱刺激症状,这些都对妊娠期并发尿路结石的诊断带来困难。

孕妇合并结石可以做影像检查么

对于有腰腹痛、发热、血尿及上尿路梗阻较为严重的患者,影像学检查是必须的,其主要目的是明确梗阻的原因、部位,并对肾功能受损的程度进行评估。孕妇合并结石梗阻时,为了明确诊断,当必须进行有辐射的检查时,须考虑所选择检查方法对于胎儿健康的影响,权衡其利弊,充分和患者及其家属沟通,做出慎重选择。有研究表明,小儿恶性肿瘤的发生与妊娠期内接受放射线有一定的关系。但是也有学者认为诊断剂量的放射线在注意防护的前提下,并没有明显提高婴儿的致畸率和恶性肿瘤的发病率。目前统一的认知就是在妊娠的第2-8周(胎儿致畸的高危期),我们应尽量避免孕妇接受辐射检查。

妊娠期超声检查会对胎儿有影响么

超声检查是一种无侵入性且无辐射的安全检查。B超常作为肾绞痛患者的首选检查,也可以用于体外碎石的定位和结石术后的随访,尤其适用于X线平片检查为阴性的结石患者。因此,在妊娠合并结石的诊断中人们越来越重视超声检查的重要意义。值得注意的是超声检查可能对胎儿听觉器官的发育造成潜在的影响,因此也不能盲目多次反复进行该项检查。

妊娠期X线平片、IVP和CT检查对胎儿有影响么

X线平片和IVP检查的主要目的是为了明确结石梗阻部位,了解肾盂、肾盏形态,评估肾功能,但是这些方法都存在放射剂量大、曝光部位集中的缺点,因此孕妇在确定做这些检查时要很好地瞄准肾区(曝光部位),同时要对下腹部及盆腔进行适当的放射防护。CT对于诊断尿路结石的敏感性高,但其放射剂量大,因此一般不推荐作为妊娠合并结石的常规检查方法。

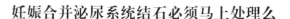

妊娠合并泌尿系统结石必须马上处理么

妊娠期合并泌尿系统结石的治疗必须根据结石引起症状的严重程度、结石所在部位、结石大小、形态、表面是否光滑以及是否引起泌尿系统急性梗阻和感染，进行综合评估。特别是应根据胎龄大小，采取不同的治疗措施。50％～80％的结石无须在妊娠期和产褥期内进行处理。

妊娠合并结石的非手术治疗有哪些措施，使用药物应注意什么

对于没有合并感染、只有腰痛或腹痛的孕妇，主要采取多饮水、利尿、解痉、镇痛等非手术方法治疗。对于严重腰腹痛的孕妇，常用的哌替啶和吗啡等镇痛药物未发现引起胎儿致畸的报道。在妊娠早期需避免使用可待因、美沙酮等药物镇痛。对于合并泌尿系统感染，甚至全身感染的孕妇，应选择安全、合适的抗生素予以抗感染治疗，通常孕妇可安全使用青霉素类（使用前须皮试）、头孢氨苄、头孢唑啉等抗生素。

妊娠合并结石的外科治疗时机及方法

需要外科干预的妊娠合并结石患者不到该类患者的 1/3。妊娠合并结石需要外科治疗的指征主要有：剧烈顽固性腰痛或腹痛，非手术治疗无效，并可能导致流产或早产者；急性尿路感染引起败血症；孤立肾合并急性梗阻；双侧急性梗阻并发尿毒症等。外科干预方法因结石部位、大小、引起症状的严重程度、就诊医院的条件、医师对治疗方法的熟练程度而决定，主要方法包括输尿管支架置入或肾穿刺造瘘术、内镜下激光碎石治疗、开放性手术等。

妊娠合并结石可以行体外冲击波碎石治疗吗

对于妊娠合并泌尿系统结石患者,由于孕妇在接受体外冲击波碎石治疗时胎儿会受到辐射的损害,以及冲击波对胎儿组织的诸多潜在影响,甚至可能导致孕妇流产或早产的风险,一般不选择体外冲击波碎石治疗。

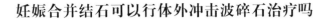

儿童泌尿系统结石的诊断要点和治疗方案的选择

儿童泌尿系统结石患病率低于成年人,患病率为 $1‰ \sim 3‰$,多发生于 $2-6$ 岁儿童,男孩发病率高于女孩,南方地区多于北方地区。发病原因包括代谢异常、尿路畸形、感染、遗传因素、甲状旁腺功能亢进、营养不良等。

儿童泌尿系统结石的病因

一般来说,小儿泌尿系统结石可分为继发性和原发性两类。继发性尿路结石的发病原因包括个体因素和环境因素。个体因素包括代谢异常、泌尿系统畸形、感染、遗传因素、甲状旁腺功能亢进、恶性肿瘤、营养不良、慢性消化道疾病等。代谢异常是小儿尿路结石的主要因素,据研究报道,$30‰ \sim 80‰$的小儿泌尿系统结石具有代谢异常,其中包括高钙尿症、低枸橼酸盐尿症、高草酸尿症、胱氨酸尿症等。代谢异常被认为可能是一种多基因遗传病,目前已发现了 30 多个致病基因,如常染色体隐性遗传的胱氨酸尿症可导致胱氨酸结石。泌尿系统畸形狭窄、膀胱输尿管反流、长期泌尿系统感染、炎症性肠病等均可引起小儿尿路结石。输尿管纤维上皮息肉与输尿管结石的形成也密切相关。环境因素包括气候、饮食等。部分原发性尿路结石患儿,找不到明确病因。

儿童泌尿系统结石的诊断应注意哪些

小儿泌尿系统结石的临床表现与成人相似,也常表现为腰腹部疼痛,血尿、尿频、尿急、排尿困难等症状也较常见,而肾绞痛则较少见,常伴有发热、恶心、呕吐、营养不良等。结石疼痛发作时,婴幼儿可表现为哭闹不安、呕吐、面色苍白、出冷汗等;年长儿童可表现为上腹部疼痛、胃区不适、腰背部胀痛、会阴部疼痛等。个别患儿可长期无明显症状,常以反复尿路感染、肾积水、肾功能不全等就诊。由于小儿泌尿系统结石缺乏特异性临床症状,并且多数患儿不能准确表达和配合,有时会导致漏诊和误诊。因此,除了临床表现外,诊断常需要结合相关辅助检查结果。目前,超声仍是小儿泌尿系统结石最重要的检查方法,可发现 X 线不能发现的阴性结石。理论上讲,对于直径大于 3 毫米的尿路结石,超声诊断率可达 98%,但由于骨骼及周围组织干扰,超声诊断符合率可能会降低。X 线腹部平片(KUB)也是小儿泌尿系统结石的常用辅助检查之一,可诊断 90% 以上的阳性结石,结合静脉肾盂造影(IVP),还可评价患儿肾功能状况及有无泌尿系统解剖畸形,但畸形肾功能衰竭患儿应慎用此检查方法,因为造影剂可能会加重肾功能损害。螺旋 CT 可发现 KUB 难以发现的直径大于 2 毫米的结石和 X 线阴性结石。结石成分分析对小儿泌尿系统结石的病因学诊断有重要意义,通过对患儿病史、遗传背景和环境因素分析,结合代谢分析,大致可确定其结石类别及病因,并确定结石形成的危险因素,为结石的防治奠定基础。随着分子生物学技术的发展,泌尿系统结石的基因诊断成为可能,但其临床意义目前尚存在争议。

儿童泌尿系统结石可以自行排出么

研究发现,在没有采取任何干预措施的情况下,小于 5 毫米的结石,自发排石率为 68%;5～10 毫米的结石,自发排石率为

47％;当结石大于 10 毫米时基本不能自发排石。通过饮食调节,包括增加体液摄入量,限制盐与动物性蛋白质的摄入等,辅以口服药物,如 α 受体阻滞药及钙离子拮抗药,可提高排石率。

儿童泌尿系统结石的外科治疗手段有哪些

对于引起尿路梗阻并造成肾功能损害的结石,常需要采取外科干预性治疗,包括体外冲击波碎石、输尿管镜碎石术、经皮肾镜碎石取石术、开放手术等。在小儿泌尿系统结石中,直径小于 3 毫米的远端输尿管结石大多可以自行排出体外;4 毫米或更大的远端输尿管结石可能需要内镜下治疗。输尿管镜和体外冲击波碎石对直径 4～15 毫米的输尿管结石疗效较好。随着微创技术的不断发展和普及,输尿管镜碎石和经皮肾镜碎石已成为小儿泌尿系统结石的常用方法。

儿童泌尿系统结石可以体外冲击波碎石吗

体外冲击波碎石术(ESWL)作为成人上尿路结石的主要治疗手段,已被临床广泛采用,但这项技术应用于小儿则经历了比较长的时间,其主要原因是有学者担心冲击波可能对小儿肾脏与骨骼发育造成损伤,影响小儿的正常生长发育;此外,X 线辐射损伤对小儿也存在一定影响。随着 ESWL 的技术进步,目前临床绝大部分泌尿系统结石的 ESWL 采用超声定位技术,术中所需 X 线定位所产生的辐射剂量很小,这也为 ESWL 在小儿泌尿系统结石中的应用创造了条件。研究显示,ESWL 治疗小儿泌尿系统结石的疗效优于成年人,可能的原因是:①小儿结石形成的时间较短,结构疏松;②冲击波通过小儿身体的距离较短,且小儿组织含水量高,冲击波在传导过程中的阻抗较小;③小儿输尿管易扩张,利于结石排出。因此 ESWL 治疗小儿尿路结石清除率较高。在体外碎石过程中,为了减少冲击波造成的肾脏损伤,应尽量限制冲击波能量,可适当延长两次治疗的间歇期。总之,对于小儿泌尿

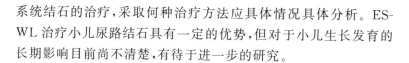

系统结石的治疗,采取何种治疗方法应具体情况具体分析。ES-WL治疗小儿尿路结石具有一定的优势,但对于小儿生长发育的长期影响目前尚不清楚,有待于进一步的研究。

儿童三聚氰胺结石

三聚氰胺诱发结石形成的原因,可能是因为其弱碱性和微水溶性的理化性质,在过饱和状态下在泌尿系统中容易析出结晶,形成了以三聚氰胺晶体为主要成分的结石。此外,当混合在奶粉中的三聚氰胺与三聚氰酸被人体摄入并吸收后,被血液运送到肾脏,二者可结合形成不溶于水的大分子复合物,并沉积下来形成晶体,这些结晶可造成肾小管堵塞,引起肾小管坏死,其特点是出现肾小管周围纤维化、血管炎症及纤维蛋白血栓形成,甚至导致肾(功能)衰竭。

三聚氰胺结石患儿临床表现为:①不明原因哭闹,排尿时尤甚,可伴呕吐;②肉眼或镜下血尿;③急性梗阻性肾衰竭,表现为少尿或无尿;④尿中可排出结石,如男婴结石阻塞尿道可表现为尿痛、排尿困难;⑤可有高血压、水肿、肾区叩击痛。

三聚氰胺结石超声下肾脏常表现为双肾增大,实质回声增强,实质多为正常厚度;肾盂肾盏轻度扩张,肾盏圆钝;如梗阻位于输尿管腔内,则梗阻点以上输尿管扩张;部分病例肾周脂肪垫及输尿管周围软组织水肿;随病程发展,肾盂壁及输尿管壁可出现继发性水肿增厚改变;少数患者可探及少量腹水。结石方面:结石绝大部分累及双侧集合系统及双侧输尿管;输尿管结石多位于肾盂输尿管交界处、输尿管跨越髂动脉段及输尿管膀胱连接部;结石呈碎渣样聚集,累及范围较大,后方为淡声影,绝大多数与草酸钙结石不同,可探及结石后缘;结石所致尿路梗阻较完全。

三聚氰胺结石的治疗要点:立即停用含有三聚氰胺配方奶粉;给予补液、碱化尿液,促进结石的排出;纠正水、电解质及酸碱平衡紊乱。非手术治疗过程中密切检测尿常规、血生化、肾功能,复查 B 超(尤其注意肾盂、输尿管扩张程度和结石形态与位置的变化)。因结石较为松散或呈沙粒样,自行排出可能性较大。当患儿合并急性肾衰竭时,积极纠正高血钾等危及生命的情况,如应用碳酸氢钠及胰岛素,如条件具备尽早采取血液净化、腹膜透析等方法,必要时外科干预解除结石梗阻。经内科非手术治疗结石形态和位置无改变,并且肾积水及肾损害加重,或者肾衰竭无条件进行血液净化或腹膜透析时,可手术解除梗阻。可选择膀胱镜逆行输尿管插管引流、经皮肾造瘘引流、手术切开取石、经皮肾镜取石等。因结石较为松散,尿酸成分为主,患者为婴幼儿,体外冲击波碎石有较大的局限性,需慎重考虑。

马蹄肾结石的治疗

马蹄肾是指两侧肾脏的上极或下极相融合,马蹄肾发生在胚胎早期,是两侧肾脏胚胎在脐动脉之间被紧挤而融合的结果。部分患者可全无症状,多数患者因神经丛、血循环或输尿管受压迫而发生症状,有上腹部、脐部或腰部的疼痛,慢性便秘以及泌尿系统症状,如慢性肾盂肾炎、肾积水和结石等,80%的病例可发生肾积水。

马蹄肾结石可采用经皮肾镜碎石,也可采用开放手术取石。蹄铁形肾的两肾下极多在脊柱前方融合成峡部,输尿管与肾盂高位连接,伴有肾旋转不良,各组肾盏朝向背侧。因肾脏位置较正常低,肾上极更靠后外侧,故经皮肾穿刺时多从背部经肾上盏或中盏入路。由于输尿管上段在峡部前侧位跨越行走并与肾盂连接,UPJ 处成坡状,肾盏漏斗部狭长,造成术后残石很难自行排出,尤其是肾下盏结石,所以手术中应尽量清除所有结石,必要时进行多通道碎石取石术。如果肾盂输尿管连接部未造成明显的功能性梗阻,一般可不予处理。马蹄形肾结石如需行 ESWL,应根据肾在体表的投影,取俯卧位行 ESWL 治疗(即冲击波从前腹进入体内)。

孤立肾泌尿系统结石的治疗

正常人有两个肾脏,分布于脊柱两侧,左右各一个。如果只有一个肾脏,称为孤立肾。这里要区分几种情况。一种是出生就是一个肾脏,称为先天性孤立肾,发病率在新生儿为 1/1500～1/1000。另一种情况,后天因为患病或外伤等原因切除一个肾脏,也称为孤立肾。再有一种情况,虽然有两个肾脏,但其中一个肾脏失去功能,仅有一个肾脏工作,称为功能性孤立肾。孤立肾通常较一般肾脏大,血管也更丰富。孤立肾合并结石通常要积极处理,因为结石一旦堵塞排尿管道会严重损害肾功能,甚至造成尿毒症。

孤立肾患者由于代偿性肾脏增大,肾皮质厚,在经皮肾镜手术中的穿刺、扩张时容易出血。可采用微造瘘 mPCNL,建立14～18Fr 的皮肾通道,对肾皮质的损伤减小、出血的概率较低。另外,分两期手术较安全。手术的关键在于解除梗阻,改善肾功能,采用合理的通道大小和取石次数。对于难以取净的残石可术后结合 ESWL 治疗。每次治疗后必须监测肾功能的变化,每次治疗间隔的时间适当延长。若无很好的条件和经验开展 PCNL,也可采用开放手术取石。

移植肾结石的治疗

肾移植术后发生移植肾结石并不常见,研究报道肾移植患者高钙血症和继发性甲状旁腺功能亢进都有可能是移植术后移植肾结石发生的危险因素。由于移植肾的特殊性,移植肾结石的表现和普通肾结石还不大一样。因为移植肾往往是放在髂窝之中,而且没有神经支配,所以普通肾绞痛特征性的腰痛并不常见。移植肾结石往往表现为腹部隐痛、血尿、尿路感染甚至移植肾积水、肌酐上升乃至移植肾功能受损等。移植肾结石的症状不太典型,定期对移植肾进行超声检查,可以有效地发现移植肾的结石和肾积水,从而达到早期诊断的目的。移植肾为孤立功能肾,患者长期服用免疫抑制药,抵抗力低下,合并肾结石时应采取创伤小、效果确切的治疗方法。推荐肾移植伴肾结石的患者采用 ESWL 和 PCNL 治疗。由于移植肾位于髂窝,位置表浅,经皮肾穿刺容易成功。移植肾及输尿管均处于去神经状态,因此,可以在局麻＋静脉镇痛下进行手术。一般来说,患者采用仰卧位。但是,如果合并输尿管狭窄,则采用截石位。移植肾的输尿管膀胱吻合口多位于膀胱顶侧壁,输尿管逆行插管不易成功。术中可先 B 超定位,穿刺成功后注入造影剂,然后在 X 线定位下穿刺目标肾盏。手术时间不宜过长。出血明显时应放置肾造瘘管待Ⅱ期手术取石。

髓质海绵肾结石的治疗

髓质海绵肾是一种先天性的肾髓质囊性病变,其特征为肾锥体部乳头管及集合管呈梭形或囊状扩张,并伴发感染和尿路结石形成。在肾标本切面上,可见髓质中呈海绵状改变。既往认为海绵肾为一种少见的疾病,在未经选择的排泄性尿路造影片上检出率为 0.5％。随着人们对该病认识的提高,确诊率不断提高。有人认为在肾结石的病因中海绵肾高达 25％。但一般认为髓质海绵肾占含钙肾结石的 5％～11.6％。髓质海绵肾男性多见,男女性之比约 2:1,发病多见于 40－60 岁人群(占 2/3 以上)。双侧病变多见,约占 4/5;单侧或局限于某锥体者少见,约占 1/5。本病可能为遗传性疾病,有报道同一家族中有 2 人以上或几代人发病。髓质海绵肾表现为部分肾髓质集合管的囊状扩张,形成的结石一般位于肾乳头的近端,结石细小呈放射状分布,只要结石不引起梗阻,一般不需处理其肾结石。经皮肾取石术难以处理此类结石,而且极易损伤肾乳头,日后形成的瘢痕会造成集合管的梗阻。较大的结石或结石排至肾盂或肾盏引起梗阻时,可采用 ES-WL、RIRS 或 PCNL 治疗。口服枸橼酸制剂及维生素 B_6、增加液体的摄入以抑制结石的生长。

第十章

泌尿系统结石为什么容易复发

结石复发原因多,患者反复受折磨。

结石体质是主因,碎石残留成核心。

感染梗阻未解除,治疗创伤成新愁。

预防意识太薄弱,预防方法不系统。

尿石症是泌尿外科的常见病之一,随着膳食结构的改变,我国泌尿系统结石的发病率呈较快增加趋势。近年来,泌尿系统结石的发病特点也呈现出了明显的变化:上尿路结石患者明显增多,下尿路结石患者明显减少;青壮年泌尿系统结石患者增多,小儿原发性膀胱结石患者明显减少;女性泌尿系统结石患者逐渐增多,男性和女性尿石症的发病率差距在缩小。特别应当引起重视的是,结石治疗以后的较高复发率已经成为困扰我国泌尿系统结石治疗和大众健康的难题之一。

泌尿系统结石是以代谢障碍为主的多因素疾病,复发率高是其重要特点。泌尿系统结石治疗后的复发率随着治疗后时间的推移而逐渐增加,体积较大的结石(如铸型结石和鹿角状结石)、数量较多的结石(如分布在不同肾盏或不同部位的结石)、处理相对困难部位的结石(如肾下盏结石或盏颈狭窄的盏内结石)等,不但其治疗的净石率相对较低,术后复发率也相对较高。我国泌尿外科的技术水平近几十年来发展很快,已经达到了世界先进水平。我国县级医院基本配备了体外冲击波碎石设备,绝大部分的地市级医院可以常规开展输尿管镜碎石和经皮肾镜碎石等微创碎石、取石技术,这些微创治疗技术的开展对于保护患者肾脏功能,促进结石排出、排净,使者得到及时有效治疗发挥了很大的作用。然而,在预防结石复发方面我国和发达国家存在着较大的差距。在美国,泌尿系统结石5～10年的复发率为50%左右;而我国同期治疗后结石的复发率却超过80%。根据流行病学统计,我国泌尿系统结石复发的高发期多发生在排石、碎石等治疗后的2～3年,5年累积总复发率为50%,9年累积总复发率超过70%,10年的复发率可高达80%～90%。

泌尿系统结石复发不仅给患者带来巨大的痛苦和经济负担,因此,泌尿外科医生不应仅仅专注于治疗手段的排石、碎石和取石,更应该关注如何给患者提供合理的预防策略以减少泌尿系统结石的复发。作为患者,在结石治疗后,要充分认识到结石复发的特点,了解治疗后结石复发的原因,把预防结石的复发贯穿到饮食、生活方式、相关疾病的及时治疗等方方面面。

结石虽然已排出,结石体质未改变

笔者接诊的一位结石患者,有很多患结石的老朋友,在生活中大大咧咧、不拘小节,体态肥胖,有高血压、糖尿病等疾病。十几年来因结石复发做过4次输尿管镜碎石手术,是典型的"结石体质"。

各种因素所致尿液中成石因素的增加和(或)抑制结石因子的减少导致尿液中晶核形成、结晶聚集最后形成结石。患者之所以长结石,是因为自身存在着各种导致泌尿系统结石的危险因素,也就是结石体质。环境、职业、遗传、饮食习惯和结石的形成相关,尤其是代谢性疾病、泌尿系统感染、泌尿系统梗阻等因素在结石的形成中扮演着重要角色。结石经过治疗后,虽然已经排出去或者已经取出去,如果我们未能了解患者成石的危险因素,或者相关因素已明确,但未采取积极有效的改善措施,成石因素仍然存在,结石就很容易复发。"结石体质"不是与生俱来的,可以改变结石体质,预防结石的复发必须针对结石形成的全身因素进行积极预防和治疗。

治疗方法虽多样，结石残留促复发

结石的治疗手段包括非手术治疗的排石、溶石和体外冲击波碎石治疗以及输尿管镜和经皮肾镜微创碎石手术，对于某些特殊结石腹腔镜下的切开取石以及传统的开放手术也是治疗选择。与碎石治疗相关的能量平台包括了电磁波、超声波、气压弹道、各种激光等。手术技术和手术设备的进步在治疗结石的同时挽救了无数患者的肾脏和生命，然而，每项治疗技术本身都不可避免的有局限性，患者的身体状况、结石的硬度、结石的数量、结石的位置、是否合并尿路梗阻感染、肾盏结石的颈口是否狭窄等因素，都是手术和其他治疗方式能否完全清除结石的影响因素。我国泌尿系统结石患者中有 $20\% \sim 25\%$ 存在多发结石，多发结石患者中又有 $29\% \sim 36\%$ 同时存在输尿管结石和肾结石，也就是说结石是多部位的多发。多发结石，特别是下组肾盏内的结石，从解剖学来说即使应用输尿管软镜，镜体也可能进入下组肾盏困难，不易发现、打碎和取出结石，碎石后受解剖和重力因素的影响结石排出也比较困难。这些局限性，往往影响了手术完全清除结石，导致残石滞留。

经皮肾镜和输尿管镜碎石手术后需要放置 $1 \sim 3$ 个月输尿管支架管，也就是 D-J（Double J）管，此管为两头弯曲的硅胶材料中空管，应用目的主要起到扩张、引流、预防输尿管狭窄的作用。但是，D-J 管为尿路中的异物，易使尿液中成石物质附着在支架管形成结石。

体外冲击波碎石是利用电极释放的冲击波聚焦于结石而将结石变为碎末再随尿液排出体外。随着临床经验的积累和碎石机功能的改进，体外冲击波碎石的临床应用越来越广泛。然而，体外冲击波碎石后患者体内的结石需要有一个自然排出的过程，结石是否粉末化、碎块的大小、肾脏的功能、下段输尿管是否有梗阻等都会影响结石的排净率。

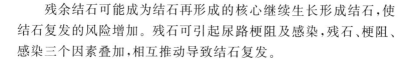

残余结石可能成为结石再形成的核心继续生长形成结石,使结石复发的风险增加。残石可引起尿路梗阻及感染,残石、梗阻、感染三个因素叠加,相互推动导致结石复发。

手术碎石有创伤,成为尿石新病因

输尿管软镜和激光碎石设备的改进,使微创碎石手术技术得到了很大的发展,处理结石的效率和能力明显提高。但是,无论是微创碎石还是体外冲击波碎石技术,对肾脏、尿路组织都有可能造成损伤,成为结石复发的危险因素。

经皮肾镜手术需要穿刺通过肾脏实质进入肾盏和肾盂,会对肾脏实质造成损害;较大的多发结石,需反复多次、多通道碎石取石,对肾盂和输尿管黏膜造成损伤,也易造成肾盏颈部撕裂;输尿管镜主要是通过尿路逆行到达结石部位,反复输尿管镜的进镜和退出的过程、碎石的过程都可能对尿路黏膜造成损伤;较大的结石、输尿管狭窄、炎症、肾盏颈狭窄等解剖异常会加重损伤风险。

体外冲击波碎石治疗后,组织器官会出现不同程度的急性损伤,主要原因是高能冲击波穿过组织和结石之间的界面时,能量以部分热能形式释放,在焦点处产生的脉冲性高压振荡和高温可以引起肾脏和输尿管组织挫伤、灼伤以及细胞结构的改变,使组织内微血管、毛细血管破裂出血以及淋巴管破裂,导致短暂性局部缺血和肾功能损害,以及局部黏膜组织的异常改变。反复多次碎石对尿路黏膜可产生不可逆转损害。

尿路黏膜或者肾脏乳头损伤,坏死组织脱落,以这些坏死组织为核心导致结石形成;损伤的黏膜易引起结晶体的附着,促进结石形成。因此,手术中对肾脏黏膜的保护、体外冲击波碎石给予足够的恢复时间间隔和采用低能量碎石有利于避免肾脏的损伤,减少结石复发率。

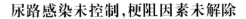

尿路感染未控制,梗阻因素未解除

患者术前为感染性结石,或者合并尿路感染未得到有效控制,或者术后继发尿路感染,这些都是结石复发的重要因素。感染形成的脓块和坏死组织将成为结石的核心,形成感染性结石或促进结石的复发。

感染性结石的主要晶体成分是六水磷酸镁铵和碳酸磷灰石。感染石形成中最常见的病菌是变形杆菌。感染引起的结石与结石并发感染不同,结石引起的感染大多是铜绿假单胞菌感染,虽然铜绿假单胞菌一般不产解脲酶,但仍然是结石复发的危险因素。术前尿路感染患者选用有效的抗生素控制感染,术后碱化尿液,及时控制感染才能有效地减少结石复发。

泌尿系统梗阻因素在结石的复发中也扮演着非常重要的角色,肾脏和输尿管畸形,前列腺增生引起排尿障碍等,可引起尿液排出不畅,尿液淤积、沉淀,逐渐成为结石的核心,导致结石复发。因此,有无合并狭窄、梗阻和积水是结石诊断的重要部分,需要同时或者择期处理梗阻因素。

预防意识很薄弱,预防体系不完善

从结石的复发因素来看,治疗方法的选择、手术操作水平的提高,尤其是治疗后成石因素的去除和采取积极持久的预防方案是防止泌尿系统结石复发的关键。

近二十年来,我国在泌尿系统结石的成因、泌尿系统结石成分分析方面的研究有了很大的提高,泌尿外科专家制定的《中国泌尿系统结石诊断治疗指南》也对术后患者随访有了明确的要求。然而,整个结石防控体系尚未建立,医师对术后预防知识的普及并未引起足够重视,绝大多数患者对术后预防管理知识掌握不够或者不能持之以恒地按要求去做。因此,推广泌尿系统结石的健康科普知识,唤醒医务人员和患者对结石预防的重视非常

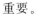

重要。

　　完善的结石防控体系应该包括：医疗机构对患者建立结石病历，对每一例患者的结石进行结石成分分析，完整的代谢方面检查结果和尿液分析，完善的随访方案。为患者制订个体化的预防措施，同时将药物治疗纳入预防方案，形成医生、患者、家庭、社区卫生服务中心四位一体的预防管理体系。

第十一章

泌尿系统结石的预防策略

结石预防有共性，膳食均衡多饮水。
生活健康戒烟酒，药物预防位其后。
代谢疾病早诊治，感染梗阻早解除。
术前评估术后访，预防体系要完整。
四位一体皆努力，降低结石复发率。

　　泌尿系统结石的高发病率和治疗后的高复发率为泌尿系统结石预防提出了更高要求。近年来，我国以结石成分分析为基础的个体化指导方案正在不断完善。泌尿系统结石的预防应建立治疗前、治疗中、治疗后、饮食、生活以及原发疾病的预防和治疗等系统预防体系，使泌尿系统结石患者或者高危人群都能够从共性策略和精准个体预防策略整个体系中得到适合自己的预防方案而受益。

泌尿系统结石预防的共性策略

增加液体的摄入量

　　多饮水有益于人体健康。多饮水可以刺激胃肠道的蠕动，促进体内代谢产物排出。增加液体摄入量可以起到明确的预防结石及预防结石复发作用。临床上常见的尿石症患者大多数没有爱喝水的习惯，科学研究证明慢性脱水患者或者饮水量不足人群和泌尿系统结石的形成风险密切相关，脱水或者液体的摄入量不足导致尿液生成量减少,尿液浓缩,尿比重增加,尿液中晶体物质的浓度增高,结晶聚集生长形成结石。24 小时尿量少于 1000 毫升的人群,结石患病率明显升高;24 小时尿量在 2500 毫升以上,则结石发病率明显降低。炎热夏季值守在海滩的救生人员由于水分的摄入少及出汗等消耗多,有着较高的结石发病率。增加饮水量可通过多种机制降低泌尿系统结石形成的风险:多饮水尿液的生成增多,流速加快,尿中的晶体物质通过肾小管时加速,减少了其吸附在尿路黏膜的可能;快速流动的尿液,减少了具有强吸附力的晶体表面相互接触的时间;大量饮水可稀释尿液,改变尿液 pH,避免尿液长期酸性或碱性,形成尿酸或磷酸盐结石;大量饮水稀释尿液中成石物质的浓度,减少其过饱和状态;大量饮水增加尿量,将尿路内细菌冲出,有利于预防泌尿系统感染。

多少液体摄入量为合适

正常成人每天 24 小时所排出的尿量约有 1500 毫升,再加上从粪便、呼吸过程、皮肤蒸发排出的水分,消耗的水分大约是 2500 毫升。人体每天能从食物中和自身体内新陈代谢中补充的水分只有 1000 毫升左右,因此,我们每天至少需要补充 1500 毫升的液体以满足人体生理需要。对于结石患者或者高危人群,合理的液体摄入量应该是男性每日饮水量以 2500～3000 毫升为宜,老年人及女性以每日 2000～3000 毫升为宜。健康的饮水方式是:①定时、定量喝水,不要等到口渴才喝水;②早晨起床喝一杯水(200～250 毫升),能促进肠道蠕动和新陈代谢;③运动后或天气太热时,出汗较多,要及时喝水,必要时可补充淡盐水;④饭后 30 分钟内最好不要喝太多水,以免冲淡胃液,稀释胃酸,影响消化功能;⑤液体的摄入不能仅限于白天,夜晚饮适量的水非常重要,有学者建议结石患者临睡前、晨起排尿后各饮水 400 毫升左右,以维持尿液的稀释浓度。充足的饮水量,尿液颜色应该是清亮或者微黄,如果饮水量不足,除了尿量会减少,尿的颜色也会变成浑浊的黄色甚至褐色,尿液泡沫较多、持续时间长。更准确的方法是通过尿比重测定结果来判断,尿比重是相同体积的尿与纯水在同一温度下的重量之比,因为尿液中含有代谢产物、晶体、电解质等成分,正常成人尿比重通常为 1.015～1.025。泌尿系统结石患者,尿比重低于 1.010 为宜,以达到并维持可靠的尿液稀释度。结石患者可以在家中备用尿比重计自行监测尿比重。

我们鼓励所有泌尿系统结石患者保持 24 小时尿量超过 2500 毫升。

饮品种类多,哪个更适合

目前市面上提供的矿泉水、纯净水、可乐、雪碧、苏打水等各种饮品种类很多,怎样选择成了一个重要的问题。关于饮水的种类,我们推荐以草酸含量少的非奶制品液体为宜,最好是中性 pH 值的饮料。不管健康人群还是结石患者,喝白开水、凉白开最好,也最实惠!当然,如果当地自来水水质较硬,水垢较多,口感苦涩,采用过滤或者烧开后静置几分钟处理会改善口感。

碳酸饮料中的可乐深受年轻人的喜爱,它对结石如何呢?研究指出碳酸水和蒸馏水相比可预防结石再生成。这和碳酸水增加尿中的抑制结石因子枸橼酸有关。但是,增加碳酸饮料中苏打水的摄入可增加结石复发的危险。

早期的研究显示含咖啡因和去咖啡因的咖啡都能降低结石形成的危险。最近的证据提示摄入咖啡因可通过增加尿钙的分泌而使结石复发的危险增加。通过对结石形成组和对照组的研究显示,咖啡因增加尿中钙、镁、枸橼酸和钠排泄量,但不增加草酸排泄量,虽然抑制因子枸橼酸和镁增加,但是钙的饱和度增加得更明显。因此结石患者饮用咖啡要慎重对待。

结石患者可适量多喝橙汁和柠檬汁等枸橼酸含量较丰富的饮品,尿液中的枸橼酸能够抑制结石的形成。对低枸橼酸尿的患者研究发现,饮用柠檬水后部分患者的低枸橼酸尿得到纠正,每

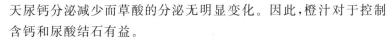

天尿钙分泌减少而草酸的分泌无明显变化。因此,橙汁对于控制含钙和尿酸结石有益。

关于饮用硬水还是软水更好的问题,目前认为饮用硬水会增加含钙结石的形成是误区。我们来看一个病例,北京 57 岁的张阿姨,日子过得很细致。1 年前退休,于是给自己制订了详细的饮食、锻炼计划,几乎每天吃蔬菜,每周要跳 3 次广场舞。她听邻居说,小区的自来水水质比较硬,从此以后只喝纯净水。9 月的一个晚上,正在跳广场舞的她突然剧烈腰痛,差点摔倒在地。送往医院,经 CT 检查发现,左边的肾和输尿管里各有一块结石,肾脏还有中度积水。行输尿管镜下微创碎石手术治疗。术后第 1 天,张阿姨康复出院前特意问我:"王主任,我天天喝纯净水,怎么还会长结石呢?"

事实上,水中钙镁含量也就是水的硬度与肾结石的形成并无明显的相关性。相反,钙盐和镁盐的摄入能够减少肾结石的风险。如果以饮用无矿物质的纯净水为主,饮食上钙摄入又不足时,人体代谢需要的钙离子需要从骨骼中获取,这不仅会导致骨质疏松症、脊柱弯曲变形、压缩性骨折等疾病,还会造成大量的钙由骨骼释放入血,这些钙会被排泄至尿液中,与尿酸、草酸、磷酸等相结合,在泌尿系统沉积后形成结石。

水的软硬度和结石的关系问题,有一些有趣的实验证据。一项研究中,把有结石病史的患者按邮政编码分组,这样就可以根据其居住地的水质软硬度进行对比,对这些人群进行了 24 小时的尿液测定和结石发作情况的统计。尽管随着饮用水的硬度增加,24 小时尿钙、镁和枸橼酸的水平增加,但尿液中草酸、尿酸、pH 或尿量没有明显的变化。饮用软水患者结石发作次数和饮用硬水的基本相等,甚至稍高。另一项对来自美国两个不同区域的 2295 名结石患者的检查研究发现,卡罗来纳州人饮用软水,结石高发,落基山脉地区居民饮用水质较硬,结石发病率反而低。

所以说,长期饮用纯净水或者超滤水等极软水,长期低钙饮

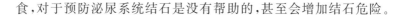
食,对于预防泌尿系统结石是没有帮助的,甚至会增加结石危险。

饮茶与泌尿系统结石

中国是茶的故乡,品茶是国人悠久的习惯。茶叶按照焙火程度分为绿茶、黄茶、乌龙茶、红茶、黑茶、白茶 6 种,其中绿茶是未发酵的茶叶,黄茶是微发酵茶,乌龙茶是半发酵茶,红茶是全发酵茶,黑茶是后发酵茶,白茶是轻度发酵的茶。茶不仅解渴且具有利小便,消宿食,去热,解痰等药效。由于茶叶中含有较高含量的草酸,且草酸钙结石为肾结石中最常见的一类,结石患者是不是就不能喝茶了?

美国营养学杂志 *Nutrients* 发表了一篇研究,该研究通过对不同绿茶饮用状况和性别人群的 24 小时尿液进行分析比较,发现饮用和不饮用绿茶组的结石相关危险因素如尿液草酸、钙、尿酸盐、枸橼酸及尿液 pH 之间没有差异。在女性亚组分析中,二水草酸钙和磷酸氢钙结石的患病率在两组间相似,而一水草酸钙结石患病率在绿茶饮用组明显降低。在男性中,两组的结石组成和过饱和度指标相似。研究结论认为:没有证据表明每天喝绿茶的人群成石风险因素或草酸依赖性结石增加。

2006 年国际《腔道泌尿外科》杂志发表了一篇动物实验研究以验证绿茶中茶多酚的主要组成成分 EGCG 是否有抗草酸作用。实验动物大鼠被分成三组:第 1 组动物设为对照组,喂食常规食物,随意饮水;第 2 组动物饲喂 3% 草酸钠和庆大霉素(40 毫克/千克)、也随意饮水;第 3 组与第 2 组饲喂相同的物质,但只喝绿茶水。28 天后,分别取三组大鼠的 24 小时尿液及取小鼠肾脏进行形态学检查。实验结果表明:补充绿茶可降低尿液中草酸的排泄和尿液中 γ-谷氨酰转肽酶和 n-乙酰氨基葡萄糖酶的活性。第 3 组饮用绿茶大鼠肾脏内晶体数量明显低于第 2 组。实验结果提示绿茶对尿结石的形成有抑制作用。另一组实验中,相比于饮用普通水组,饮用绿茶组小鼠肾内草酸钙结晶含量较低。同时在绿茶组小鼠中观察到尿中草酸排泄不但减少,而且超氧化物歧化酶活性明显升高以对抗乙二醇对肾脏的毒性。基于这些发现,有学者提出假设:绿茶可以降低肾小管上皮细胞顶端膜上的蛋白(草酸钙晶体受体)与草酸钙结晶的亲和力,从而减少沉积在肾小管内的草酸钙晶体数量。国内有学者研究发现茶的降解产物绿茶多糖对草酸钙晶体的成核和聚集有抑制作用,可以防止肾结石的形成。

喝茶有益于健康,甚至有美容、减肥、保健的作用。饮茶对肾结石的预防作用与茶的利尿作用和抗氧化作用相关。茶叶可以克服自由基对人体的危害,正常体质人群喝茶不但有益健康且不会引起泌尿系统结石。

但是,泌尿系统结石体质的人,长期饮用浓茶,患泌尿系统结石的风险明显高于正常人群。我国四川曾有 8 年的流行病学调查随访显示,长期饮浓茶的人群中,草酸钙结石的比例明显增高。主要是因为茶叶中草酸的含量比蔬菜和水果高,结石体质人群常饮浓茶易引起高草酸尿,易形成草酸钙结石。因此,结石体质人群最好常喝淡绿茶不喝浓茶。

您能坚持多饮水吗

增加液体摄入量,增加尿量可以有效预防结石的形成和滞留,尿液稀释降低了磷酸钙、草酸钙、尿酸的饱和状态。虽然喝水简单,然而患者能坚持下来却是困难的。2003 年的一项对 2877 名泌尿系统结石患者大样本的研究中,患者每天的尿量仅能增加 300 毫升,而且属于间断性坚持,这样预防效果就要打折扣了。因此,充分认识到增加饮水量在预防结石中的作用,坚持多饮水才能达到治疗和预防效果。

哪些人群不适合大量饮水

增加液体摄入量是预防泌尿系统结石的共性策略,但并不是所有人群适合多饮水。患有肾脏疾病、心力衰竭疾病等人群不适宜大量饮水。肾功能不全患者水摄入量超过肾脏排泄能力时，可引起体内水过多、水肿或引起水中毒；心脏功能不好患者喝水宜少量多次，否则可能加重心脏负荷，诱发或加重病情；服用治疗胃溃疡的药物、止咳类药物如止咳糖浆、甘草合剂等需要药物在作用部位保持较高浓度，喝过多水，会把咽部药物的有效成分冲掉，使局部药物浓度降低；青光眼是致盲的主要疾病，大量饮水后，可使眼内房水随之增多，房水排出异常，导致眼压升高；饭后半小时最好不要喝大量的水，以免冲淡胃液，稀释胃酸，损害消化功能。

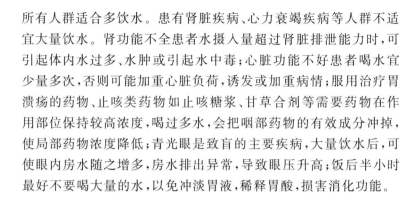

健康生活方式预防结石

健康生活方式就在自己手中

健康是人类共同的追求，世界卫生组织把提升人类健康作为首要目标。健康靠什么？世界卫生组织的健康报告认为：一个健康的身体遗传因素占了 15%，环境因素占了 17%，医疗因素占 8%，生活方式因素占 60%。我们无法改变遗传和环境这些因素，追求权重最大的健康的生活方式对于维持健康极为重要，因此健康就把握在我们手中。健康的生活方式在结石的预防中同样起着重要的作用。

健康生活方式预防结石

健康的生活方式包含了合理膳食、适量运动、戒烟戒酒、心理平衡四个方面，这些对预防泌尿系统结石大有益处。泌尿系统结石饮食原则是遵循低脂、低糖、低钠的饮食原则，增加粗粮及纤维素摄入，多摄入蔬菜、少摄入动物蛋白。要针对不同结石成分有的放矢地进行饮食预防。不良生活习惯的克服也是泌尿系统结石预防中的重要环节,如果进食晚餐过晚,在进餐后的4~5小时这个排钙高峰期到来时已经上床入睡,不能及时补充水分和及时将尿液排出体外,尿中的钙盐沉积形成晶体,容易形成结石。因此,提倡早睡早起,晚餐不要吃得过饱,也不要进食太晚。

肥胖和代谢综合征是明确的结石危险因素,大的人群队列研究证实,结石的流行和新结石的发生率与体重和身体质量指数有直接的关系,女性较男性的关联更大。肥胖人群更喜欢食用猪肉、牛羊肉等红色肉类,饮食中碳水化合物量也有所增加,这些食物含丰富嘌呤物质,会导致体内嘌呤增加。肥胖和代谢综合征产生胰岛素抵抗,会对尿液的酸碱度产生影响,使尿液酸性升高,肥胖患者以尿酸结石和草酸钙结石为主。尿中草酸排泄量与肥胖程度呈正比例关系,体重越高,尿液中草酸的排泄越多。在肥胖女性中尿草酸的排泄量比正常女性高39%,更容易患尿石症。肥胖患者尿中钙、草酸和尿酸浓度明显升高,患泌尿系统结石的危险比正常人高4倍。

虽然目前肥胖者减轻体重后结石的发病率是否会降低这一课题尚在研究之中,鉴于肥胖对身体的整体健康所带来的危害,控制饮食、体育锻炼、减轻体重是非常必要的,正所谓"管住嘴,迈开腿。"

运动促进结石排出

运动可降低结石的患病风险,也可以促进结石排出。《美国肾脏病学会期刊》发表的一项研究表明:每周慢跑1小时或散步3小时可降低31%患肾结石风险。小于0.5厘米结石通过合适方式的运动可以增加结石和人体的相对运动,促进结石的排出。在跳绳的过程中,身体处于较大幅度的运动,促进结石在尿路中下移排出;蛙跳和患侧着地单腿跳不但使心肺功能和腿部肌肉得到较好的锻炼,也能促进结石排出;跑步是最常见的有氧运动方式,可以促进新陈代谢,长期跑步可促进结石排出并提高身体素质;对于肾下盏部位的结石,倒立可以使结石和肾盂出口的相对位置发生改变,利于结石排出。

运动排石的选择和运动方式的选择,最好在明确诊断的前提下遵从医生的建议。

饮酒与结石

酒精(乙醇)饮料常含有钙、草酸和鸟嘌呤核苷,血液中酒精浓度急性升高,常会出现高尿钙、高尿镁和因皮质醇增加而引起的骨质加速脱钙。长期饮酒者血钙及无机磷虽然无变化,但尿液中钙和磷却明显升高。因此,泌尿系统结石患者不建议饮白酒。

关于饮用啤酒和结石的关系目前有两种说法。一种说法认为啤酒可以起到利尿作用,从而降低尿液中有形成分的浓度。人们在饮完啤酒后频频上厕所是常见的现象。事实上,在饮用白酒、红酒、黄酒等任何酒精饮品时都会出现这种情况。这是因为酒精可以抑制抗利尿激素的产生,抗利尿激素的作用就是帮助肾脏增加水分的重吸收不使尿液排出过多。其次,啤酒中含有大量的水分,饮啤酒相当于喝了大量水。另外,酒精对人体来说是废弃物,为了排出酒精及其代谢产物,肾脏会减少水分的再吸收,加快了尿液排放的速度,排尿量自然增加。芬兰科学家的一项研究发现每天喝一杯啤酒有助于防止钙盐沉积,肾结石患者每天饮用一杯啤酒能够降低结石进展风险的40%。

但是,啤酒的麦芽汁中含有丰富鸟苷酸,会增加肾结石发生的风险,大量长期饮用啤酒会增加尿液酸性,促进结石的形成。基于酒精类饮品对心脑血管、肝脏等系统的危害,《中国居民膳食指南》中对饮酒做了明确说明,建议成年男性一天饮用酒精量不超过 25 克,成年女性一天饮用酒精量不超过 15 克。如果按酒精量 20~30 克控制,结合各种酒类的度数,经过换算得出每天饮用白酒最多不超过 2 两,啤酒最多不超过 750 毫升,红酒最多不超过 300 毫升。世界顶级医学期刊《柳叶刀》发文指出任何剂量的酒精对人体都有危害。

泌尿系统结石患者或者高风险者,应尽量少饮甚至不饮高度酒精类饮品。

熬夜与结石

熬夜会导致身体免疫力低下,出现亚健康状态。熬夜和泌尿系统结石之间虽然没有必然的关系,但熬夜相伴随的生活方式改变增加了结石形成的风险。

熬夜的人往往爱吃夜宵,贪恋啤酒、海鲜等,这些物质在体内代谢会产生大量尿酸、嘌呤等,增加结石的风险。夏季天气炎热,是泌尿结石的高发季节,也是人们喜欢熬夜的季节,呼朋唤友,大快朵颐,增加了结石形成风险。熬夜者往往推迟晚餐进食时间或者加夜餐,增加了结石风险。建议晚餐最好安排在睡前 4 小时,睡觉前不进食,有助于预防肾结石。

熬夜可能会造成免疫力的低下和身体功能的紊乱,也增加了泌尿系统结石的风险。为了身体健康,建议不要熬夜。

术中预防贵在减少创伤

泌尿系统结石手术治疗中的创伤以及并发症是结石复发的危险因素。预防创伤和合并症包括制订合理治疗方案、术中操作预防损伤以及术后预防并发症三个方面。这就要求术者根据患者诊断选择合适的治疗方案,并就治疗方案的有效性、可能并发症等情况和患者沟通形成一致意见。各种治疗方式的适应证已在相关章节论述。

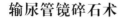

输尿管镜碎石术

根据泌尿系统结石大小、位置、并发症,以及患者身体情况不同,所采用的治疗方式不同。无论何种治疗方式,均应该注意和避免手术并发症的发生。输尿管镜下微创碎石手术常见的并发症有泌尿系统感染、尿道黏膜损伤、假道形成、输尿管黏膜撕脱和断裂、出血等。泌尿系统感染是由于富含细菌或由于结石长时间梗阻,尿液淤积所致。对于此类患者术前应积极足量使用抗生素治疗,严重感染甚至感染性休克,需要立刻抗休克治疗,如开放液体通道、抗生素治疗、维持一般生命体征等积极治疗。预防措施:避免长时间手术碎石操作,必要时二期手术。对于梗阻严重,合并感染患者可先给予放置 D-J 管引流,术中控制进水压力。术中进水压力高致使细菌吸收入血引起菌血症或败血症。不适当的操作或暴力进入输尿管镜所导致输尿管镜穿出可形成假道。术中应注意导丝引导、轻柔操作、注意识别尿路黏膜和其他组织,必要时及时中止手术,选择放置输尿管支架管待其自行愈合。轻度的黏膜损伤与镜体摩擦有关,一般放置输尿管支架管可自行愈合。输尿管黏膜撕脱伤或输尿管断裂极为少见,与输尿管本身条件较差或操作粗暴有关,是严重的并发症,需要膀胱翻瓣再吻合术或自体肾移植。

输尿管镜碎石手术的中远期并发症常见的为输尿管狭窄或输尿管闭锁,这是由于近期并发症未得到及时有效处理,输尿管黏膜损伤较重,瘢痕愈伤形成。输尿管狭窄患者可以选择输尿管狭窄切除再吻合或者输尿管内切开以及放置支架扩张处理。输尿管闭锁患者则需要行输尿管狭窄段切除再吻合。

经皮肾镜碎石手术

经皮肾镜手术最常见的并发症是出血以及周围其他脏器的损伤,少量出血不需特殊处理,出血量较大者则需要夹闭造瘘管,在无特殊禁忌证的情况下可给予抗凝血药物治疗。大量的持续性出血常见于肾脏的动脉出血,可联合介入选择性血管栓塞止血,必要时手术止血甚至切除肾脏。目前,术中彩超及影像融合穿刺定位系统能更好地更精确地定位结石和穿刺通路,降低了术中出现周围脏器损伤和出血的风险。脓毒血症是经皮肾镜的严重并发症,危及患者生命。由泌尿系统结石合并严重感染的患者,在穿刺通道建立后,细菌或大量炎症反应物质入血,引起机体急性炎症反应所致。因此,进行经皮肾镜手术时,需要严格掌握手术适应证,术前做好抗感染治疗,术中密切关注患者生命体征情况,术后定期复查患者生化指标和炎症反应介质,避免脓毒血症的发生。当脓毒血症发生时,应密切观察患者的血压、血氧饱和情况、心率、尿量等各项指标,维持患者的基础生命体征,早期合理地使用敏感的抗生素。

体外冲击波碎石

体外冲击波碎石的并发症相对较少。肾结石较大或者多发结石患者经过多次、高频率的能量冲击波传导,致使部分肾实质受到损伤,患者出现肾被膜下血肿(图 11-1),一般限制剧烈活动无需特殊处理可自行恢复;较大结石被击碎后,大量的碎石涌入输尿管,在输尿管内形成小结石连续堆积形成梗阻,称之为石街。其预防方法则是在大块结石行体外冲击波碎石前,提前放置输尿管支架管,保证输尿管的通畅。必要时可行石街的碎石或微创内镜下手术取石治疗。一名 39 岁男性左输尿管结石患者,体态肥胖,经 3 次体外冲击波碎石后,结石虽下移至输尿管,但并未破碎。左肾损伤,出现被膜下明显血肿(图 11-2)。采取输尿管镜下碎石取石术,将结石粉碎取出。

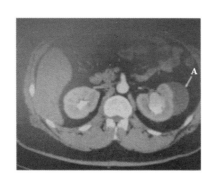 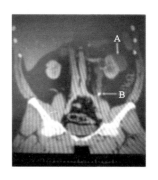

图 11-1 碎石后肾脏血肿(A) 图 11-2 碎石后肾脏血肿矢状图

A. 左肾的被膜下血肿;B. 左输尿管结石。

开放手术

开放手术常见的并发症有出血、漏尿等,因输尿管缝合不规范,针间距过大或周围损伤等原因所致。术中精细操作,适当延长输尿管支架管留置时间,一般会顺利康复。

结石残留的预防

在处理肾结石时,特别是复杂性肾结石时要尽量避免残留结石的发生,降低其发生率,以减少再次治疗,减轻患者的压力和负担。预防残留结石应严格参照肾结石的各种治疗方式的适应证,选择最合适的病例进行治疗;术前完善的相关影像学资料,仔细阅片,尽可能确定结石的大小、数目、位置及肾盂、肾盏的形态,做到心中有数;开放手术取石时,应针对结石部位选用不同肾脏切口,取石动作要熟练、轻柔,要有耐心。可根据需要运用手术方法和手术技巧取净结石,如手指探查、针刺探查、触摸、指扩、反复冲洗等。术中 X 线或 B 超检查,开放术中联合采用输尿管软镜能够取出手触不到、眼看不到的结石,减少结石残留;行经皮肾镜手术时,要选择合适的穿刺入路,使其通道最接近结石,并尽可能到达各个肾盏开口,以利最大限度地取净结石。如单通道一期难以完全清除结石,可以采用分期取石或采用多通道碎石取石方法,还可结合体外冲击波碎石。碎石过程中要轻柔、耐心,镜体活动幅度不要过大,避免撕裂肾盏黏膜,以免出血多,影响视野;尽量选用高效率碎石系统,气压弹道超声碎石清石系统和钬激光碎石结合可提高碎石效率。

术后预防贵在持之以恒

了解随访目的,强化随访意识

泌尿系统结石患者,经过各种治疗手段尤其是手术治疗后进行定期随访是预防结石复发的重要手段。

泌尿系统结石临床治疗的目的是最大限度地去除结石、控制尿路感染和保护肾脏功能。因此,无石率、远期并发症的发生情况和肾功能的恢复情况是临床随访复查的主要内容。我国泌尿外科指南推荐患者应在治疗后的 1 周、1 个月、3 个月和 6 个月复查腹部 X 线照片(KUB)、B 超或者 CT 扫描,与术前的影像检查结果进行对比,确认结石是否排净。尿路结石临床治疗后的无石率以经皮肾镜手术(PCNL)最高,开放性手术次之,输尿管镜手术治疗再次之,体外冲击波碎石(ESWL)治疗后的无石率最低。

除了残留结石要引起重视外,对于手术后患者远期并发症的预防也是随访的重要环节。经皮肾镜碎石手术后的远期并发症主要是肾功能丧失、肾周积液、复发性尿路感染、集合系统狭窄、输尿管狭窄和结石复发等。输尿管镜下微创碎石治疗的远期并发症主要是肾功能丧失、复发性尿路感染、残石生长和结石复发等。单纯 ESWL 的远期并发症包括肾功能丧失和结石复发等。

开放性手术的远期并发症有漏尿、输尿管梗阻、肾萎缩、结石复发和反复发作的尿路感染等。术后注意定期复查有利于尽早发现并发症并及时处理。

术后 3 个月至 6 个月进行血肌酐、尿素氮检查，必要时行肾动态检查以了解肾功能的恢复情况。

明确随访内容，坚持定期随访

尿路结石患者大致可以分为不复杂的和相对复杂的两类。不复杂结石患者包括初发结石而结石已排出的患者以及轻度的复发性结石患者，复杂结石患者包括病情复杂、结石频繁复发、经治疗后肾脏仍有残留结石、或者有明显的诱发结石复发的危险因素存在的患者。不复杂患者不需要长期随访，复杂患者一定要进行随访。患者的随访监测项目如表 11-1 所示。

表 11-1　尿路结石患者的随访监测项目（中国泌尿外科疾病诊断治疗指南）

监测项目	不复杂结石	复杂性结石
结石	每位患者至少应做 1 次结石成分分析	每位患者至少应做 1 次结石成分分析
血液	血清钙（包括离子钙和结合钙）	血清钙（包括离子钙和结合钙）
	肌酐	肌酐
	尿酸（选择性测定）	尿酸（选择性测定）
		钾
尿液	空腹晨尿标本	空腹晨尿标本
	pH 测定	pH 测定
	白细胞	白细胞
	细菌学检查	细菌学检查
		尿胱氨酸检查（如果未排除胱氨酸尿症）

（续　表）

监测项目	不复杂结石	复杂性结石
		24 小时尿液标本或某一时点尿液标本
		必须测定的项目：钙、草酸盐、枸橼酸、
		尿酸盐、肌酐
		选择性测定的项目：镁、磷酸盐、尿素、
		钠、氯、钾总量

随访项目解读

　　测定血清钙的目的主要是鉴别甲状旁腺功能亢进和其他与高钙血症有关的疾病。如果钙的浓度≥2.6 毫摩/升，通过反复进行血钙测定及检查甲状旁腺激素以后，结合 B 超检测甲状旁腺，可以诊断出甲状旁腺功能亢进。

　　尿常规白细胞和尿细菌学检查的目的是诊断是否有泌尿系统感染和何种细菌感染。24 小时尿液成分分析对泌尿系统结石防治有重要意义，可通过 24 小时尿液成分分析检测为泌尿系统结石的诊断、治疗和预防复发提供依据。推荐 2 次重复收集 24 小时尿液标本做检查，以提高尿液成分异常诊断的准确性。

　　尿液酸碱度与泌尿系统结石形成有很大关系，感染性结石在碱性尿液中较易形成，尿酸结石、胱氨酸结石则是在酸性尿液中较易形成。食用过多的酸性食物、甲状旁腺功能亢进、肾小管性酸中毒都有可能导致尿 pH 异常。空腹晨尿（或早上某一时点的尿液标本）pH＞5.8 时，则应怀疑伴有完全性或不完全性肾小管性酸中毒。

　　空腹晨尿或早上某一时点尿液标本行胱氨酸测定是为了排除胱氨酸尿症。同样，尿酸盐、草酸盐、磷酸盐和枸橼酸的测定是为了排除相关的代谢性疾病。测定血清钾浓度的目的主要是为诊断肾小管性酸中毒提供更多的依据。

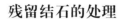

残留结石的处理

各种治疗后结石残留发生率一般为 10％～40％。虽然目前结石治疗手段多样，但由于每例患者的结石形态、大小、位置的多样性及复杂性（特别是多发性和复杂性结石）、肾脏解剖异常及治疗手段的局限性，无论采用何种治疗手段，仍有一部分患者不可避免会出现治疗后结石残留问题。残留结石是治疗后早期肾脏急性梗阻和感染的重要原因，也是日后结石增大、再生和导致肾功能损害的重要因素。

治疗后残石可以分为临床有意义残石和临床无意义残石两类。残石直径小于 4 毫米，多为碎石后的残片，无尿路感染、无临床不适症状，结石以下尿路通畅没有梗阻，称之为无临床意义残石。治疗后直径大于 5 毫米结石称为有临床意义残石。残留结石可以通过药物治疗降低结石复发率。枸橼酸属于抑制结石形成物质，能够降低尿液草酸钙、磷酸钙和尿酸盐的过饱和度，提高对结晶聚集和生长的抑制能力，有效地减少含钙结石的复发。药物枸橼酸钾可防止残石生长和聚集，从而使残石有充分时间排出。枸橼酸钾可以将尿液的 pH 调节为碱性，胱氨酸结石在碱性环境下不稳定，促使胱氨酸结石进行自身的溶解。

大于 5 毫米以上的残留结石可以选择体外冲击波碎石，使残留结石变得更小，促进残石排出。

采用体外腰部物理振荡排石机可以促进小结石的排出，中医刮压推揉足底肾脏、输尿管和膀胱区域的足底反射疗法有利于泌尿系统结石的排出。

也有采用经络刺激疗法和中药疗法促进结石排出的报道，尚需要严格而系统的研究来证明其有效性。

成分预防贵在有的放矢

结石分析技术使得可以对患者排出的结石进行成分分析，是明确结石成分、性质的有效方法，也是制订结石治疗策略及术后预防复发的主要依据。无论是简单还是复杂结石患者均应进行结石成分分析，结合尿液的酸碱度、尿液的比重、尿液和血液的钙、磷、尿酸等代谢指标结果给予预防指导。

含钙结石的预防

含钙结石是含有钙成分的泌尿系统结石，可在 X 射线平片上显影。结石由钙盐的沉积而形成，占全部泌尿系统结石的 70%～80%。含钙结石的饮食预防强调营养的综合平衡，避免其中某一种营养成分的过度摄入。

含钙结石患者一定要限制钙摄入吗？饮食中钙的摄入过低，如饮食钙的含量低于每天 800 毫克就会引起体内的负钙平衡。低钙饮食虽然能够降低尿钙的排泄，但是可能会导致骨质疏松和增加尿液草酸的排泄。摄入正常钙质含量的饮食、限制动物蛋白和钠盐的摄入比传统的低钙饮食具有更好的预防结石复发的作用。正常范围或者适当程度的高钙饮食有益于预防尿路含钙结石的复发。

但是，饮食以外的补钙对于结石的预防可能不利。通过药物补钙来预防含钙结石的复发仅适用于肠源性高草酸尿症，口服 200～400 毫克枸橼酸钙在抑制尿液草酸排泄的同时，可以增加尿液枸橼酸的排泄。推荐补钙的食物是乳制品（牛奶、干酪、酸乳酪等）和豆制品。成人每天钙的摄入量应为 800～1200 毫克，肥胖人群和活动量较大人群适当加量。

对于吸收性高钙尿症患者建议低钙饮食，不推荐其他结石患者限制钙的饮食。

含钙结石应该限制饮食中草酸的摄入,虽然人体草酸仅10%～15%来源于饮食。但是,大量摄入富含草酸的食物后,尿液中的草酸排泄量会明显地增加。草酸钙结石患者尤其是高草酸尿症的患者应该避免摄入诸如甘蓝、杏仁、花生、甜菜、欧芹、菠菜、大黄、红茶、可可粉等富含草酸的食物。菠菜草酸含量很高,草酸钙结石患者忌食菠菜。低钙饮食会促进肠道对草酸盐的吸收,增加尿液草酸盐的排泄。肠源性高草酸尿患者补钙会减少肠道草酸盐的吸收,有利于草酸钙结石预防。

钠是调整体内水分和血浆渗透压,调整身体的酸碱度、提高神经肌肉的体液调节和保持血压平稳等的重要物质。高钠饮食会增加尿钙的排泄、尿液浓缩、降低尿液 pH、促进结石形成。肾脏每排出 2.3 克钠(相当于 6 克盐),就会随尿液排出 40～60 毫克的钙。含钙结石患者应限制钠盐的摄入,每天钠的摄入量应少于 2 克。

含钙结石患者应限制蛋白质的过量摄入,低碳水化合物和高动物蛋白饮食与含钙结石的形成有关。高蛋白质饮食引起尿钙和尿草酸盐排泄增多,同时使尿液的枸橼酸排泄减少,并降低尿液 pH,是诱发尿路含钙结石形成的重要危险因素之一。推荐含钙结石患者饮食应三餐营养均衡,避免过量摄入动物蛋白,每天动物蛋白质的摄入量应该限制在每天 0.8～1.0 克/千克体重以内,复发性结石患者每天的蛋白质摄入量不应超过 80 克。

增加水果和蔬菜的摄入。饮食中水果和蔬菜的摄入可以稀释尿液中的成石危险因子,但并不影响尿钾和尿枸橼酸的浓度。因此,增加水果和蔬菜的摄入可以预防低枸橼酸尿症患者的结石复发。

减少维生素 C 的摄入。人体摄入的维生素 C 经过体内自然转化后能够生成草酸,服用维生素 C 后尿草酸的排泄会显著增加,形成草酸钙结晶的危险程度也相应增加。尽管目前还没有资料表明大剂量的维生素 C 摄入与草酸钙结石的复发有关，但是，建议复发性草酸钙结石患者避免摄入大剂量的维生素 C。推荐复发性草酸钙结石患者每天维生素 C 的摄入不要超过 1.0 克。

限制高嘌呤饮食。伴高尿酸尿症的草酸钙结石患者应避免高嘌呤饮食，推荐每天食物中嘌呤的摄入量少于 500 毫克。富含嘌呤的食物有：动物的内脏（肝脏及肾脏）、家禽皮、带皮的鲜鱼、沙丁鱼、凤尾鱼等。

草酸结石的预防

泌尿系统结石以草酸钙结石最为常见，占 80% 以上。草酸钙结石的形成和饮食关系极为密切，饮食中与形成结石的有关因素主要是草酸摄入过多所致。草酸摄入过多导致体内草酸积存，含糖食物摄入过多会引起草酸浓度升高，蛋白质里除含有草酸的原料——甘氨酸、羟脯氨酸之外，蛋白质还能促进肠道功能对钙的吸收。这些都是草酸钙结石预防过程中应该注意的问题。

草酸结石的预防首选饮食预防，饮食上忌食草酸类含量丰富食物，限食钠盐，忌食鸡精、味精等调味料；推荐常食柑橘类水果，这些水果含有较丰富的结石抑制因子枸橼酸成分，常食可增加尿液中枸橼酸含量，有助于预防结石复发。

草酸钙结石药物预防治疗策略的制定，需根据血液中电解质如钠、钾、钙和血液中肌酐、尿酸等的测定结果，以及尿量、尿液 pH、尿酸等相关检查，然后进行基础评估，并根据不同情况按以下原则处理：高钙尿症给予枸橼酸盐每天 9～12 克或利尿药物氢氯噻嗪每天 25 毫克使尿钙排泄减少；低枸橼酸尿症可给予枸橼酸盐每天 9～12 克口服；高尿酸尿症的草酸钙结石患者，给予枸橼酸盐 9～12 克口服；低镁尿症的草酸结石患者每天给予镁 200～400 毫克口服；草酸结石合并高草酸尿症可通过增加钙的摄入或给予具有维生素 B_6 作用的物质吡哆醇来治疗。

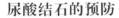

尿酸结石的预防

尿酸结石是尿液中尿酸溶解度下降和尿酸过饱和形成。尿酸结石预防的关键在于增加尿量、提高尿液的 pH 和减少尿酸的形成与排泄三个环节。增加尿量的主要方法就是大量饮水,使每天的尿量保持在 2000 毫升以上。尿液 pH 是尿液的酸碱度值,正常尿液为弱酸性,平常饮食条件下,尿 pH 为 4.6~8.0,平均为 6.0。碱化尿液就是使尿液的 pH 维持在 6.5~6.8,可通过食用富含枸橼酸的柑橘类水果来碱化尿液,尿酸结石的预防应严格戒酒。饮食调控效果不明显患者,可以给予枸橼酸氢钾钠、枸橼酸钾、枸橼酸钾钠或者碳酸氢钠等碱性药物口服来碱化尿液。减少尿酸的形成可以通过饮食控制或者口服药物治疗,限制食用富含嘌呤类食物,忌食动物内脏。可适量多摄入含嘌呤较低食物。经过饮食控制治疗后,需要重新评估血尿酸或尿尿酸,如果仍然升高、尿液 pH 仍小于 6 者,可给予枸橼酸盐口服,高尿酸尿症给予别嘌醇口服。叶酸口服可以有效地抑制黄嘌呤氧化酶活性,减少尿酸的生成和过量积累。

尿酸结石预防中,对于痛风患者,无论血尿酸或者尿尿酸是否增高,均应使用碱性药物,使尿液 pH 维持在 6~6.5。若 24 小时尿中尿酸量大于 750 毫克,痛风患者则不宜使用排尿酸药物,防止尿中尿酸浓度过高。对于单纯轻度血尿酸增高无痛风症状的患者,一般不提倡预防性服用别嘌醇,仅进行饮食等一般性预防即可。

尿酸结石的预防策略是建立在基础代谢评估的基础上,并且无论是在饮食预防还是药物预防的过程中都应该定期体检,对预防效果进行评估和调整。

磷酸镁铵、磷酸钙结石预防

磷酸钙结石及磷酸镁铵结石和泌尿系统感染的关系十分密

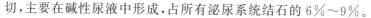

切,主要在碱性尿液中形成,占所有泌尿系统结石的 6%～9%。

磷酸钙结石及磷酸镁铵结石的预防最重要的是控制泌尿系统感染。磷酸钙结石及磷酸镁铵结石患者的饮食预防原则是摄入低钙食物。感染性结石主要是在碱性尿液中形成,酸化尿液可以预防此类结石形成,脲酶抑制药氯化铵口服能促进尿液酸化,减少结石再次复发。抑制胃酸药物氢氧化铝凝胶能限制肠道对磷的吸收,减少尿磷的排泄,有利于磷酸盐结石的预防。

胱氨酸结石的预防

胱氨酸结石是以胱氨酸、赖氨酸、精氨酸和鸟氨酸转运不良为临床特征的遗传病,尿中胱氨酸排出增加,在肾脏和膀胱内有胱氨酸结石形成。不完全隐性胱氨酸尿患者常合并遗传性胰腺炎、色素性视网膜炎、智能发育不全和血液中尿酸升高。胱氨酸结石患者常合并尿酸代谢异常、高钙尿、高草酸尿等其他代谢异常,极易复发。胱氨酸结石行体外冲击波不易粉碎,体外碎石效果欠佳。碱化尿液可以增加胱氨酸的溶解度,临床上常用巯醇类药物,通过巯醇类二硫化物交换反应以提高胱氨酸的溶解度。

胱氨酸结石的预防措施主要包括减少胱氨酸摄入,增加液体摄入以降低尿胱氨酸浓度。胱氨酸结石患者应保持良好喝水习惯并坚持服药。胱氨酸结石预防复发,一定要多喝水,保证每天的尿量在 3000 毫升以上,即饮水量至少要达到每小时 150 毫升,大量饮水可以增加胱氨酸的溶解度。饮食上宜多摄入以蔬菜及谷物为主的低蛋白饮食,限制钠盐的摄入,推荐钠盐的摄入量限制在每天 2 克以下。避免过多食用富含蛋氨酸的食物。碱化尿液,要使尿液的 pH 达到 7.5 以上,服用枸橼酸氢钾钠治疗。尿液胱氨酸的排泄高于 3 毫摩/24 小时,应用硫普罗宁(α-巯基丙酰甘氨酸)或者卡托普利。

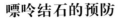

嘌呤结石的预防

嘌呤结石属于常染色体显性遗传的嘌呤代谢紊乱和腺嘌呤磷酸核糖转移酶缺陷引起的泌尿系统结石。预防上应该采取低嘌呤饮食，不食或少食动物内脏。别嘌醇能够抑制黄嘌呤氧化酶，可减少 2,8-二羟腺嘌呤的排泄，从而起到防止结石发生的作用。理论上说，碱化尿液可以促进 2,8 二羟腺嘌呤结石溶解。但是，通过药物来把尿液 pH 提高至 9.0 以上，在临床上是极其困难的，因此，碱化尿液的实际应用价值并不大。

药物结石的预防

含钙药物结石的预防，因为长期补钙和补充维生素 D 引起的结石与尿钙的排泄增加有关。补充大剂量的维生素 C 可能会促进尿液草酸的排泄。因此，含钙药物结石的预防主要是减少尿钙和尿草酸的排泄，降低尿液钙盐和草酸盐的饱和度。

非含钙药物结石的预防：预防茚地那韦结石的最好方法是充分饮水，每日进水量达到 3000 毫升以上，可以防止药物晶体的析出。酸化尿液使尿 pH 在 5.5 以下，有利于药物晶体的溶解。

氨苯蝶啶、乙酰唑胺、磺胺类药物结石的预防方法是大量饮水，稀释尿液，适当应用碱性药物来提高尿液的 pH，从而增加药物结晶的溶解度。

病因预防贵在早诊早治

原发性甲状旁腺功能亢进

原发性甲状旁腺功能亢进是与尿石症关系最密切的疾病，尿石症患者中有 2％～5％是由此病引起。甲状旁腺功能亢进导致

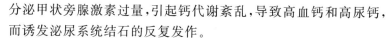

分泌甲状旁腺激素过量,引起钙代谢紊乱,导致高血钙和高尿钙,而诱发泌尿系统结石的反复发作。

原发性甲状旁腺功能亢进病因尚不明确,有头颈放射治疗史、酗酒、服用激素类或者利尿药物都可能和此病有关。在一个家族中可有一个以上的成员存在原发性甲状旁腺功能亢进,说明此病和遗传因素有一定关系。

原发性甲状旁腺功能亢进病变常累及骨骼系统、泌尿系统、消化系统、心血管系统、神经精神和肌肉系统。表现为全身性弥漫性骨病,关节疼痛;消化不良,纳差,恶心,呕吐及便秘;高血压,心内膜及心肌钙化使心功能减退;精神衰弱症状,甚至出现谵妄,精神错乱;肌无力,近端肌肉疼痛,萎缩。原发性甲状旁腺功能亢进约 2/3 的患者可有肾脏功能损害,反复复发性泌尿道结石,肾绞痛,血尿、多尿。血钙明显增高,严重时可产生尿崩。容易引起反复尿路感染,形成不可逆的肾衰竭。

当出现不明原因的骨痛、病理性骨折、尿路结石、血尿、尿路感染、高钙血症或顽固性消化性溃疡等情况时,均应想到此病,并做相应检查以确诊。原发性甲状旁腺功能亢进诊断包括定性诊断和定位诊断。定性诊断中高血钙是本症最主要的生化指标,最具诊断价值。此外尚需检测血清磷、24 小时尿钙排量、24小时尿磷排量、尿环磷酸腺苷、尿羟脯氨酸(HOP)测定、钙负荷试验、皮质醇抑制试验、X 线检查等以辅助诊断。原发性甲状旁腺功能亢进中,55%～95% 患者血清甲状旁腺激素明显增高,如血钙增高时甲状旁腺激素增高对甲状旁腺功能亢进有特殊诊断意义。定位诊断主要通过影像学检查明确病变部位以利于手术探查。B 超检查有效率为 70%～79%,可以发现 0.5～1 厘米的肿瘤,但不容易发现异位和胸骨后甲状旁腺病变,颈部及纵隔CT 检查可弥补其不足。放射性核素检查对本疾病有一定辅助诊断意义。

甲状旁腺功能亢进者宜尽早手术切除腺瘤。有严重心血管和严重高钙血症暂时不能手术时可以先用药物治疗,限制含高钙食物摄入。应用肾上腺素受体抑制药抑制甲状旁腺激素分泌,服用磷酸盐、雌激素抑制甲状旁腺激素对骨的作用。引起骨质疏松的疾病(如皮质醇症,长期卧床等)也可增加尿钙的排泄。

泌尿系统梗阻

泌尿系统多种疾病可引起尿路梗阻。根据梗阻的病因性质可分为机械性梗阻和动力性梗阻;根据梗阻的部位可分为上尿路梗阻及下尿路梗阻。上尿路梗阻多为单侧,也可以是双侧,肾功能的损害发生快。下尿路梗阻时,由于膀胱的代偿及缓冲作用,对肾功能损害产生较慢,但均为双侧性。

上尿路机械性梗阻常见的疾病有肾及输尿管先天性异常,如肾盂输尿管交界处狭窄、肾及输尿管结石、肾盂及输尿管肿瘤、输尿管炎症狭窄、宫颈癌淋巴结转移压迫输尿管以及输尿管损伤等。上尿路的动力性梗阻最常见疾病为先天性巨输尿管症等。下尿路机械性梗阻的常见疾病有前列腺增生症、前列腺癌、膀胱颈挛缩、尿道狭窄、尿道瓣膜、尿道结石等。下尿路动力性梗阻的最常见疾病为神经源性膀胱。

尿路梗阻引起梗阻以上尿液滞留是尿路成石和感染的重要条件。在梗阻以上位置,由于尿液流速减缓、尿液滞留,容易引起细菌生长。尿路梗阻使机体抗感染能力下降,使感染得以存在、发展和加重。尿路梗阻引起的尿液滞留有利于泌尿系统结石的形成,结石本身又加重尿路梗阻,感染、梗阻、结石互为因果,促进疾病进展。

对尿路梗阻者必须细致检查,全面考虑,并在此基础上选择治疗方案。包括病因治疗、解除梗阻治疗以及肾切除手术等。尿路梗阻疾病的治疗应在明确诊断、查明病因的基础上,消除引起尿路梗阻的原因,才能彻底治愈。肾盂输尿管连接部狭窄的患者,如果肾脏仍有功能,应行肾盂输尿管成形吻合术;前列腺增生症患者如病情允许,应行经尿道前列腺切除术;尿道狭窄患者应行狭窄段切除及吻合或拖入术。双侧尿路梗阻的治疗原则为两侧肾功能尚可时,宜先对肾功能较差侧施行手术,使两肾功能均能充分恢复;如两侧肾功能均差时,应选择肾功能较好的一侧先行手术,对侧亦应尽快施行手术。

如果患者情况不适合做较大手术,梗阻病因暂时不能解除时,应先在梗阻以上部位行造口术(造瘘术),充分引流尿液,使梗阻引起的损害逐渐恢复,待条件许可时,再解除梗阻的病因。上尿路梗阻时行肾造瘘术,下尿路梗阻时一般行膀胱造口术。

严重而持久的上尿路梗阻导致肾脏严重积水,肾功能已极度损害或又合并严重感染时,如对侧肾正常,应考虑行患侧肾切除。

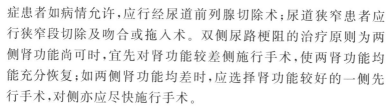

感染预防贵在及时有效

泌尿系统感染是尿石形成的主要局部因素,并直接关系到尿石症的防治效果。变形杆菌、葡萄球菌和链球菌造成的尿路感染最易诱发结石。细菌及其引起的脓块、坏死组织也可作为结石的核心而慢慢形成结石。

尿路感染形成的结石多为磷酸镁铵结石,这种结石含有三个阳离子(Ca^{2+}、Mg^{2+}、NH_4^+)和一个阴离子(PO_4^{3-})。磷酸镁铵结石是由尿路中能产生脲酶的细菌感染所致。变形杆菌、铜绿假单胞菌和金黄色葡萄球菌所产生的脲酶可催化尿素分解为氨和二氧化碳,氨再与水化合形成氢氧化铵。氢氧化铵是一种碱性物质,可使尿中的 pH 显著升高。当尿 pH 达到 7.2 时,离子铵可与尿中的镁和磷酸根结合,形成磷酸镁铵。在尿素分解时,还会产生大量的二氧化碳,二氧化碳进一步水合成碳酸后,再解离出碳酸根。同样在碱性溶液中,钙和磷酸根化合成磷灰石,然后再与碳酸根结合成碳酸磷灰石。当尿中的磷酸镁铵和碳酸磷灰石达到过饱和水平时，便会析出晶体。然而，这些晶体须黏附到尿路上皮后才能继续长大成石。细菌分解出的氨与保护尿路上皮的硫酸黏多糖的电荷具有亲和力，可使硫酸黏多糖的亲水性发生改变，进而铵离子吸附到硫酸黏多糖的硫酸根上，随之促使磷酸镁铵晶体黏附到尿路上皮。依赖这种成石晶体的黏附机制和相关离子的过饱和状态，结石得以迅速形成和生长。体外实验发现，变形杆菌在 4 小时就能产生结石。临床上，由于这种结石生长迅速，易被肾内集合系统塑形，往往可以长成较大的鹿角形结石。

磷酸镁铵结石和碳酸磷灰石均继发于尿路反复感染和尿路解剖异常者，60 岁以上女性多见。易感因素是尿路梗阻、神经源性膀胱以及长期留置导尿管等。

抗感染治疗作为一种有效治疗方式，贵在及时有效。根据患者尿常规检查、尿液细菌培养和药敏实验结果结合具体病情，使用足量敏感抗生素进行对应治疗。抗生素疗法的起始阶段，抗生素的剂量相对较大（治疗量），通过 1～2 周的治疗，使尿液达到无菌状态，可给予维持量。抗感染治疗期间应定期行细菌培养，如又发现细菌或患者有尿路感染症状，则需将药物恢复至治疗量以更好地控制感染。

对于由尿素酶细菌感染导致的磷酸镁铵和碳酸磷灰石结石，应尽可能用手术方法清除结石。

酸化尿液能够提高磷酸盐的溶解度，可应用氯化铵或蛋氨酸。

严重感染的患者，应该使用尿酶抑制药。推荐使用乙酰羟肟酸和羟基脲等。

因梗阻所致感染，抗生素治疗效果不佳时，应给予留置导尿、放置 D-J 管或者肾造瘘等方法及时引流。

饮食预防贵在营养均衡

饮食营养均衡的重要性

人体必须不断地从外界获取营养以维持生命活动,我们能够健康地生活,必须依赖充足而且搭配合理的食物。人类的食物是多种多样的,各种食物所含的营养成分不完全相同,人体需要的40多种营养素都需要从食物中获得,每种食物都至少可提供一种营养物质,但任何一种天然食物都不能提供人体所需的全部营养素。各种食物各有其营养优势,但如何选择食物的种类和数量来搭配膳食却存在着合理与否的问题。比如肥肉,其主要营养成分是脂肪和胆固醇,对于能量不足或者能量需要较大的人来说是一种很好的提供能量的食物,但对于已能量过剩的人来说是应尽量避免选择的食物。所以必须由多种食物合理搭配才能组成平衡膳食,即从食物中获取营养成分的种类和数量应能满足人体的需要而又不过量,使蛋白质、脂肪和糖类(碳水化合物)提供的能量比例适宜。因此,只有平衡膳食,才能满足人体各种营养需求,达到合理营养、促进健康的目的。

尿石症的饮食预防策略

代谢异常是泌尿系统结石形成和复发的主要危险因素,饮食对结石的影响已被越来越多的证据证实。饮食可影响尿液成分、尿量及尿液 pH,从而对结石的成核和生长产生影响。无论正常人群、结石高危人群、结石患者建立饮食预防和治疗策略都十分重要。不同的人群和不同类型的结石在饮食预防上对钙、蛋白质、脂肪、碳水化合物等几大营养物质摄入的要求不同。

结石多由钙组成,少数需要控制摄入

泌尿系统结石中,80％为草酸钙或者其他钙盐组成的结石,那么,限制饮食中钙含量就能预防结石了吗？或者说含钙结石患者都要限制钙的摄入吗？

严格限制钙的摄入不但不能减少反而可能增加结石的发生。低钙饮食可促进肠道草酸盐的吸收和引起高草酸尿,从而促进尿结石形成。相反高钙饮料虽可增加尿钙排泄,但可明显降低草酸的排泄,使草酸和钙的比值明显下降。临床研究证实给泌尿系统结石患者推荐食用低钙饮食较正常钙饮食危害性更大。尿石症患者普通饮食时尿钙较高,若食用高钙低钠饮食,尿钙反而转为正常。这主要是由于尿中草酸的排泄和钙摄入成反比,钙摄入增多,草酸的排泄反而减少。限制钙的摄入,体内钙量的减少可刺激体内维生素 D_3 的分泌,促进骨重吸收,增加尿钙排泄,增加尿结石形成的危险性。前瞻性的随机研究结果显示,适度的钙饮食联合钠的摄入限制和适度的动物蛋白,结石症的发病率是限制钙饮食的对照组的一半。

什么情况下需要限制钙的摄入？我们把吸收性高尿钙分为3型：Ⅰ型为高钙和低钙饮食时均发生,为非饮食依赖型；Ⅱ型为饮食依赖型,在限制钙的摄入(400毫克/天)后,尿钙正常；Ⅲ型为继发于肾脏高排磷时,又称为低磷血性吸收性高钙尿。限制饮食钙能降低尿钙者,仅见于Ⅰ型和Ⅱ型吸收性高尿钙者,且仅Ⅱ型可通过饮食控制达到正常范围。因此,低钙饮食仅可使Ⅱ型者尿钙降低,钙的摄入限制在小于400毫克/天,而且还必须伴以低草酸饮食,以免继发高草酸尿。限制饮食钙不适用于其他类型的高尿钙者。

女性绝经之后,身体中的雌性激素会快速地下降,骨代谢也容易出现失常,会出现骨质疏松的情况。营养学家建议通过饮食或钙剂来补充钙。绝经后女性补钙仅在前几个月有尿钙、草酸盐增高的风险。继而由于抑制甲状旁腺素及 1，25 双羟维生素 D_3 的合成而降低肠道对钙的吸收从而降低口服钙的作用。绝经后女性有骨质疏松和维生素 D 及甲状旁腺素代谢紊乱，加之老年人肠道钙吸收能力下降，因而使口服补充钙的作用受阻。基于上述原因，绝经后女性补充钙不会增加结石形成的危险性，即使有危险性，也只会发生在补钙的前几个月。为了更好地预防结石，最好在补钙的前几个月增加饮水量。绝经后女性有 II 型吸收性高尿钙者，则必须应用低钙低草酸饮食治疗。

对于确实需要补钙的结石患者来说，钙补充的剂型对结石的形成有一些影响。两项长期研究发现，枸橼酸钙补充剂对结石的形成没有显著影响。枸橼酸钙每片可提供 950 毫克枸橼酸和 200 毫克钙。同其他钙补充剂一样，枸橼酸钙可明显增加尿液钙的分泌，但同时尿中枸橼酸增加抵消了补充钙剂导致的高钙尿对结石形成的潜在作用，为结石患者提供了安全、友好的钙补充剂。枸橼酸钙补充剂对绝经前女性的长期作用的临床研究证实，枸橼酸钙治疗期间尿液中草酸钙和磷酸钙（磷灰石）的饱和度没有明显的改变，枸橼酸钙补充剂不增加尿液内钙盐的结晶倾向。

主要靠饮食预防草酸钙结石，效果却非常有限

以前的研究认为尿草酸在草酸钙结石形成中的作用比尿钙更重要，这个观点来源于 1972 年 Nordin 教授的发现，他们注意到尿钙浓度的增加在增加尿草酸钙饱和度方面的作用弱于尿草酸浓度的增加。进一步的研究显示，在尿高钙浓度下，草酸钙饱和度达到的高度不能超过草酸钙的理论形成积，而在尿高草酸浓度下则可以，从而增加草酸钙结晶形成的危险性。2004 年，Pak 的研究对此观点提出挑战，用于计算相对饱和度比值的稳定常数决定着尿钙和尿草酸浓度的相对作用。采用普遍接受的稳定常数证明尿钙和尿草酸的作用是均等的。由此他们得出结论，尿钙和尿草酸对草酸钙结石的形成都重要且作用相当，降低钙和草酸

都能有效地降低相对饱和度比值,可作为防止结石形成的干预手段。

大部分泌尿系统结石含有草酸盐,降低尿草酸对减少泌尿系统结石的发生有重要作用。尿液中草酸的来源60%是由甘氨酸、羟乙酸和羟脯氨酸内源性代谢而来,25%～30%是饮食中的维生素C代谢的最终产物,仅10%～15%的尿草酸来自饮食中的草酸盐。

影响草酸吸收的因素包括:肠道内细菌、肠道中钙、肠道内脂肪。肠道细菌可减少草酸的吸收,肠道细菌不足和缺乏时,草酸的吸收将增加;肠道中非结合钙可和草酸络合而抑制草酸的吸收,饮食中的钙降低导致高草酸尿;脂肪吸收不良者因在肠道中钙与脂肪结合成脂肪酸钙,草酸和钙的结合减少吸收增加,加重高草酸尿。这类患者降低饮食中草酸含量或口服钙剂以降低非结合草酸的吸收,因此草酸结石患者忌浓茶,勿大量食用巧克力和菠菜。

但是,对于大多数普通饮食的人群,饮食中草酸含量少,而且吸收率也不高,虽然推荐严格限制饮食中草酸盐的摄入如菠菜、甜菜根、巧克力、坚果等,对预防泌尿系统结石起到多大的作用尚不明确。

既然,25%～30%尿草酸来源于饮食中维生素C的代谢产物,那么可以预测饮食中维生素C对尿草酸浓度有重要影响。进行了大量的关于维生素C对尿中草酸排泄影响的研究工作,摄入剂量从1克到10克,补充时间从2天到6个月,得出了无明显影响和明显增加尿草酸这样不同甚至相反的结论。也有研究证实大量维生素C的摄入使24小时的草酸盐排泄增加,导致草酸钙过饱和,但不能证明有症状性结石的增加。

泌尿系统结石患者要避免大剂量维生素C的摄入,维生素C的最大日摄入量应小于2克。

限制蛋白质摄入有利于所有结石患者

尿石症的发生和生活水平提高有关,高蛋白饮食可增加肾结石发病率。长期高蛋白饮食可引起高尿钙、高草酸尿、高尿酸尿,降低尿枸橼酸浓度,增加结石形成的危险。印度北部和西部人群的动物蛋白摄入较南部和东部人群高,肾结石的发病率高 4 倍。英国富裕人群蛋白质的摄入高,上尿路结石的发生率高。泌尿系统结石患者可能比正常人对饮食中的蛋白质含量更敏感,结石患者摄入蛋白质后尿中分泌的钙量比正常人群明显增高。正常人群,蛋白质的摄入也可以增加尿钙、草酸盐、尿酸的分泌,以及理论上形成结石的可能性。在一个前瞻性研究中,患者随机分为低蛋白、低盐、中等量钙饮食和低钙饮食几个组,低蛋白组与低钙饮食组相比较结石的发病率确实降低 50%。

因此,在饮食预防中,控制食物中的蛋白质,特别是动物蛋白的摄入,对所有泌尿系统结石患者都是有益的。

限制钠盐的摄入

限制钠的摄入有利于预防泌尿系统结石,过量钠的吸收作为含钙结石的危险因素已有大量流行病学证据。日本研究人员注意到含钙结石患者钠的摄入水平较日本国内建议的摄入水平增高。另一项研究对 14 名正常人进行了为期 10 天的两阶段研究,高钠饮食者可显著提高尿钠、尿钙和 pH,显著减少尿枸橼酸盐。高钠的摄入不仅增加钙的排泄,也增加尿 pH 及降低枸橼酸盐的分泌,促进尿中钙盐晶体的形成。限制动物蛋白和适量地限制钙吸收,减少饮食中的钠将降低结石发病率。

能促进钠排泄的制剂均可刺激尿钙排泄,摄入高钠则增加尿钙排泄,相反低钠饮食则降低尿钙排泄。由于摄入高钠饮食导致的高尿钠,可抑制肾小管钙的重吸收引起高尿钙,增加结石形成钙盐的饱和度,导致尿酸盐诱发的草酸钙结晶,摄入高钠还可降

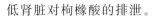

低肾脏对枸橼酸的排泄。

饮食中钠的限制对正常人和结石患者都有好处。建议饮食中食盐用量以每天小于 6 克为宜。

糖类(碳水化合物)与结石

碳水化合物为人体能量的主要来源。它不仅是营养物质,而且有些还具有特殊的生理活性。低碳水化合物饮食,就是只吃肉类、蔬菜而不吃或少吃碳水化合物。临床研究显示这种饮食结构更易增加患者患结石的危险。10 名健康的受试者在临床营养师的监护下参加低碳水化合物、高蛋白和高脂肪饮食实验 6 周。6 周以后,受试者尿液的 pH 从 6.09 降到 5.67,酸的分泌量增加,尿液枸橼酸盐的水平下降,尿液中未离解的尿酸的饱和度增加超过 2 倍,尿钙的水平从 160 毫克/天增加到 248 毫克/天。因此,食用低碳水化合物的饮食,显著地增加了肾脏的酸负荷,增加了结石形成的危险,可能有增加骨丢失的风险。

鉴于低碳水化合物饮食可增加结石的风险,因此日常饮食应摄入足够量的碳水化合物。

饮食增加枸橼酸,形成自然抑制药

枸橼酸是自然的尿石形成抑制因子,枸橼酸和钙络合生成具有高度可溶性的枸橼酸钙,降低了尿钙的浓度和尿中草酸钙及磷酸钙的饱和度。水果中柑橘、葡萄柚、菠萝、橙子等枸橼酸含量较丰富,推荐低枸橼酸含钙肾结石患者食用柑橘作为辅助治疗。治疗低枸橼酸尿钙结石的主要目的是使 24 小时尿中枸橼酸排泄量超过 320 毫克。

但是,饮食摄入大量含枸橼酸水果和蔬菜有可能导致高草酸尿而抵消其增加饮食枸橼酸的好处,目前效果尚不乐观。

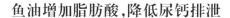

鱼油增加脂肪酸,降低尿钙排泄

北欧地区因纽特人冠状动脉疾病和肾结石的发生率都低,这和他们饮食摄入较多非饱和脂肪酸,特别是二十碳戊烯酸有关。二十碳戊烯酸在人体中合成较少,从饮食中补充可以保护心脏已得到证实。鱼油可降低二烯醇前列腺素的合成,从而降低特发性高尿钙患者的尿钙排泄。此外,鱼油可增加血液循环中纤维活性,尿液纤维活性是重要的泌尿系统结石保护因素。尿石症患者每天服用 10 毫克鱼油,8 周后 24 小时尿中钙及草酸的排泄明显降低,但对磷酸盐无作用。但是,另外一项研究认为鱼油对复发结石的作用有限,18 例高尿钙复发尿石症患者服用鱼油,虽可明显降低尿钙排泄,但同时也能降低枸橼酸和镁的排泄,成石因素和抑制结石作用抵消。如果在服用鱼油的同时加服枸橼酸,可能对高尿钙复发结石的治疗有更大的益处。

米糠与泌尿系统结石

米糠是由果皮、种皮、外胚乳、糊粉层和胚加工制成的,是植物种子外面那层脱掉的东西。现代食品加工技术可以将米糠中的稻壳、果皮、种皮、灰尘、微生物等分离剔除,保留胚、糊粉层等外层胚乳益食营养物质制成食品级米糠,富含各种营养素和生理活性物质。美国等发达国家已经有食用米糠问世。

米糠可以通肠润便,降低血脂和胆固醇。在结石预防方面,米糠可以结合肠道内的钙,增加尿中正磷酸盐,减少结石复发。73 例复发的泌尿系统结石患者每日食用 40 克米糠并在夏季时加用利尿药氢氯噻嗪,经过 2 年的治疗随访,75% 的患者无结石复发。米糠加用利尿药在预防结石形成过程中起到了更好的效果,肾结石患者食品中可添加米糠。

药物治疗以防止结石复发

随着对结石形成的病理生理、结石的成分研究不断深入,选择药物预防和治疗成为结石治疗计划的一部分。药物治疗的目的是逆转人体形成结石的物理化学和生理学紊乱,预防新结石的形成,保护肾脏功能。目前常用的预防和治疗泌尿系统结石的共性预防药物是枸橼酸制剂;高钙尿症的含钙结石患者预防药物为噻嗪类利尿药、正磷酸盐;预防尿酸结石和伴高尿酸尿症的草酸钙结石患者的药物是别嘌醇;预防伴有低镁尿症或不伴有低镁尿症的草酸钙结石患者的药物是镁剂;抑制草酸钙结石的生长,适用于复发性草酸钙结石的预防治疗药物是葡胺聚糖;辅助预防草酸结石的药物是维生素 B_6 以及中医中药等。

随着医学研究的不断发展,对预防和治疗泌尿系统结石药物的认识和用途也在不断深入,开发使用安全有效、不良反应低、口感好,患者容易接受的药物是目前结石防治的研究方向。

碱性枸橼酸盐

枸橼酸是含钙结石的抑制药,是目前研究得最多、疗效肯定的泌尿系统结石防治药物。枸橼酸通过络合钙离子,减少游离钙离子的浓度,从而降低了尿中钙的浓度,降低尿液草酸钙、磷酸钙和尿酸盐的过饱和度,提高对结晶聚集和结石生长的抑制能力,有效地减少含钙结石的复发;枸橼酸盐具有碱化尿液的作用,提高尿液 pH,抑制尿酸结石的形成;含钙结石患者尿中枸橼酸的浓度普遍偏低,枸橼酸制剂既可降尿钙,同时增加尿枸橼酸的浓度,因此使尿中草酸钙的饱和度明显降低,抑制了草酸结石的形成。适合于低枸橼酸尿症、高钙尿症、高尿酸尿症和远端肾小管性酸中毒的泌尿系统结石患者。临床上用于预防含钙结石复发的碱

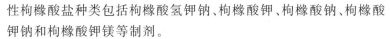

性枸橼酸盐种类包括枸橼酸氢钾钠、枸橼酸钾、枸橼酸钠、枸橼酸钾钠和枸橼酸钾镁等制剂。

服用枸橼酸钾治疗可减少75%的结石形成,对于体外冲击波碎石后患者也能有效抑制结石的再生长,对防治骨质疏松有好处。对于小儿结石患者也同样是安全和有效的。枸橼酸钾和枸橼酸钠都具有良好的治疗效果,但是,钠盐能够促进尿钙排泄,单纯应用枸橼酸钠盐时,降低尿钙的作用会有所减弱。每天补充20.0~36.7毫摩枸橼酸钾可明显增加尿枸橼酸及尿 pH,降低尿结石复发率。草酸钙结石形成者,在深夜至黎明时尿浓缩度最高,并增加尿草酸钙饱和度和降低 pH,因此晚上单剂量的3.5~5.0毫克枸橼酸钾钠更有效。

枸橼酸钾盐的碱化尿液效果比钠盐好,而且,钾离子不会增加尿石钙的排泄。因此,枸橼酸钾预防结石复发的作用比枸橼酸钠强。枸橼酸氢钾钠具有便于服用、口感较好等优点,患者依从性较高。

碱性枸橼酸盐的适应证可以扩大至所有类型的含钙结石患者。常用药物为枸橼酸氢钾钠、枸橼酸钾或者枸橼酸钾钠。碱性枸橼酸盐的主要不良反应包括上腹部疼痛、腹胀、腹泻和电解质紊乱等。

噻嗪类利尿药

噻嗪类利尿药能降低尿钙水平,费用较低,主要应用于吸收性高钙尿症患者。噻嗪类利尿药可以降低尿钙正常患者的尿钙水平,降低尿液草酸盐的排泄水平,抑制钙的肠道吸收;噻嗪类药物可以抑制骨质吸收,增加骨细胞的更新,防止伴高钙尿症结石患者发生骨质疏松现象。噻嗪类利尿药对原发性高尿钙或继发性高尿钙均有效,是治疗高钙尿症的一线药物。限制钙及草酸摄入联合噻嗪类利尿药物和枸橼酸钾治疗可满意控制高尿钙。

噻嗪类药物不良反应发生率为30%~35%,大多发生在治疗初始阶段，持续治疗后逐渐消失。噻嗪类利尿药可引起低枸橼酸尿和低钾，推荐枸橼酸钾或枸橼酸钾镁与噻嗪类利尿药联合使用可以减轻不良反应，增强预防结石复发的作用，效果更好。除低枸橼酸尿和低钾并发症外，尚有低血压、疲倦、勃起功能障碍、低镁血症、低镁尿症和继发甲状旁腺功能亢进等，部分患者因为药物不良反应而中止治疗。在治疗过程中应做好相关指标的检测。

噻嗪类利尿药的主要作用是减轻高钙尿症，适用于伴高钙尿症的含钙结石患者。

正磷酸盐

正磷酸盐是草酸等结晶形成和聚集的抑制物，通过吸附或结合到结晶表面，封闭其表面的活性生长部位，从而抑制结晶形成。正磷酸盐、焦磷酸盐、三聚磷酸盐等无机磷酸盐适用于伴有高钙尿症的尿路结石患者。正磷酸盐能够降低 1,25 二羟基维生素 D 的合成，并且抑制肠钙吸收，减少钙的排泄并增加磷酸盐及尿枸橼酸的排泄，抑制结石的形成。临床上选择性地应用于某些尿路结石患者，不作为预防性治疗的首选药物。

磷酸纤维素和磷酸纤维钠可以通过与钙结合形成复合物而抑制肠道对钙的吸收，从而降低尿钙的排泄，临床效果尚不肯定。由于用药后可能会出现高草酸尿症和低镁尿症，因此目前不推荐将磷酸纤维素用于预防结石复发的治疗。正磷酸盐可以增加磷负荷，感染性泌尿系统结石患者禁用。

正磷酸盐有中性或酸性两种类型，酸性磷酸盐增加尿液钙排泄和降低尿枸橼酸含量的作用比中性磷酸盐强，其降低尿液草酸钙饱和度的作用大打折扣，所以应选用中性磷酸盐。中性磷酸盐对噻嗪类利尿药治疗失败的高钙尿症患者可作为一种长效的替代治疗药物。

正磷酸盐的不良反应主要为腹泻、腹痛、恶心、呕吐等胃肠道不适症状。

别嘌醇

别嘌醇临床上主要用于原发性、继发性及肾功能不全的高尿酸血症的治疗。别嘌醇及其代谢产物可抑制黄嘌呤氧化酶，使次黄嘌呤及黄嘌呤不能转化为尿酸，减少尿酸的产生，降低血清尿酸盐的浓度，减少尿液尿酸盐的排泄。别嘌醇还可以减少尿液草酸盐的排泄。别嘌醇能够减少尿酸盐在骨、关节及肾脏的沉着。对于反复发作或慢性痛风者及痛风性肾病患者，别嘌醇可缓解症状，减少肾脏尿酸结石的形成。

别嘌醇的不良反应主要包括：变态反应呈瘙痒性丘疹或荨麻疹，重症还可能发生其他变态性反应，如剥脱性和紫癜性病变、多形性红斑等。一旦出现皮肤病变，应立即停药。如有腹泻、恶心、呕吐、胃痛或阵发性腹痛等胃肠道反应，重症或持续存在时应行对症处理。头痛、头晕，罕见手足麻木感、刺痛或疼痛、乏力等末梢神经炎症状。粒细胞缺乏症、贫血、血小板减少、全血细胞减少、骨髓抑制等极少见。脱发、发热、淋巴结增大等也有报道。

别嘌醇用于预防尿酸结石和伴高尿酸尿症的草酸钙结石患者。

镁剂与预防结石

人体摄入镁盐后可提高尿中镁的分泌，提高镁钙比例，抑制结石的形成。镁通过与草酸盐结合而降低草酸钙的过饱和度，从而抑制含钙泌尿系统结石的形成。补充镁剂在促进尿镁增加的同时，通过整合作用镁盐可减少肾小管对枸橼酸的重吸收，增加尿中枸橼酸的排泄，并提高尿液的 pH 值。

含钙结石患者伴低镁尿症的比例较低，不到 4%，除枸橼酸盐以外，目前不推荐将其他的镁盐单独用于预防含钙尿路结石复发的治疗。枸橼酸钾镁可同时提高镁及枸橼酸，已被临床应用。适用于伴有低镁尿症或不伴有低镁尿症的草酸钙结石患者。

葡胺聚糖

葡胺聚糖可以抑制草酸钙结石的生长,适用于复发性草酸钙结石的治疗,但目前尚没有大规模的临床实验数据支持葡胺聚糖应用于预防含钙尿路结石复发。

维生素 B$_6$ 有助于预防草酸结石

大剂量的维生素 B$_6$ 对于原发性高草酸尿症患者有治疗作用。维生素 B$_6$ 是体内草酸代谢过程中的辅酶之一,体内维生素缺乏可以引起草酸的排泄增高。维生素 B$_6$ 主要用于轻度高草酸尿症和原发性高草酸尿症的患者。

维生素 B$_6$ 促使枸橼酸和草酸竞争,活性较大的枸橼酸先和钙结合后就不会形成沉淀。人体缺乏维生素 B$_6$ 会导致草酸的排泄增加,如果饮食中缺乏维生素 B$_6$,来源于身体代谢的内源性草酸的排泄增加,尿液的草酸排泄量也会增加。草酸钙结石患者服用维生素 B$_6$ 时,可以降低尿液中的草酸排泄量。

维生素 B$_6$ 价格低廉,减少内源性草酸,又可促使枸橼酸和草酸竞争性与钙结合,降低了结石形成的风险。

中草药

目前认为对含钙结石具有一定预防作用的中草药包括泽泻、胖大海、金钱草、玉米须及芭蕉芯等。但是,尚缺乏临床疗效观察的报道。当泌尿系统结石取出或排出后,应用中药复方(由黄芪、苍术、牛膝及利尿化瘀药组成)或单方(金钱草代茶饮),能明显降低复发率。建议应用排石冲剂,或金钱草冲剂。每隔 2~3 个月服用半个月。

药物治疗后尿液中理化性质改善效果

目前常用预防治疗泌尿系统结石的药物对尿液中理化性质改善效果见表 11-2。

表 11-2　药物治疗后尿液中理化性质改善效果

	磷酸纤维素钠	正磷酸盐	噻嗪类药物	别嘌醇	枸橼酸钾
尿钙	显著下降	轻度下降	中度减少	无变化	轻度增加或无变化
尿磷酸盐	轻度增加	显著增加	轻度增加或无变化	无变化	无变化
尿草酸盐	轻度增加	轻度增加	轻度增加或无变化	显著下降	无变化
尿枸橼酸	无变化	轻度增加	轻度增加	无变化	显著增加
草酸钙饱和度	轻度减少或无变化	轻度下降	轻度增加	无变化	中度下降
碳酸氢钙饱和度	中度减少	轻度增加	轻度增加	无变化	无变化

引自:Wein AJ,Kavoussi LR,Novick AC. 郭应禄,周利群主译.《坎贝尔-沃尔什泌尿外科学》第 9 版。

职业预防贵在因地制宜

泌尿系统结石和职业有明显的相关性。对前来门诊就诊的泌尿系统结石患者进行分析，发现农民、司机、工人和教师是泌尿系统结石的高发职业。

农民是体力劳动者，出汗多、饮水少，体内水分通过汗液大量蒸发，尿量减少，尿液浓缩，尿液易形成结晶沉淀。无论是出租车司机还是公交车司机，需要在工作岗位上坚守较长时间，导致其喝水少、饮食不规律、排尿频率低而易出现泌尿系统结石。工人群体中矿工的结石发病率较高，这与工作强度大、出汗多、饮水少均有很大关系。教师也是尿路结石的高危人群，这与教师连续上课、喝水少、日饮水量不足、久坐等因素有关。这些职业人群的共同点是每天工作时间长、饮水次数较少、排尿频率较低、憋尿频率较高等。

高危职业的预防策略是增加每日饮水量，要保证水分摄入充足，及时排尿不憋尿。农民在辛苦劳作的同时养成喝水和排尿的习惯；教师要充分利用课间休息时间活动和补充水分；司机应留意路途厕所位置，距离长远，把饮水和排尿习惯结合起来。适当的体育运动有利于各种钙质和矿物质及时排出，不易形成结石。对于上述职业的结石患者，更应该采取积极的预防策略，防止结石复发。

重视结石预防，建立完善预防体系

尿石症是泌尿外科常见疾病，可以说是一种终身性疾病，复发率很高。结石防治体系的目的是清除结石，保护肾功能，去除病因，预防结石复发。结石防治体系应包括外科手术治疗、碎石治疗、结石分析、药物溶石、药物排石及饮食疗法、健康生活方式，等。目前存在的问题是临床上往往只重视清除患者体内结石,而对引起结石发生的病因却未引起重视,仅针对疾病进行治疗,并不能有效防止结石复发。我们应该强调治疗后结石成分分析的重要性,依据患者结石成分采取个体化策略是最有效的预防指导方案。草酸钙结石和尿酸结石是最常见的泌尿系统结石,需将预防研究的重点放在钙类结石及尿酸结石。

要把泌尿系统结石作为危害公共健康疾病纳入预防体系,建立医院、社区卫生服务中心、家庭和个人的完善防控体系。做好医院内及社区结石预防的健康宣教工作。针对泌尿系统结石患者,有计划地定期进行健康讲座,加强预防宣教,可以提高患者对结石的认识,增强患者防治结石的责任感,提高患者参与的积极性。建立泌尿系统结石防控信息系统,定期随访,了解患者疾病转归,及时对患者进行饮食和生活指导,可显著降低结石患者的住院率,对于保障普通人群健康,降低结石总体发病率也有重大意义。

第十二章

中医对泌尿系统结石的认识和治疗案例

中医的淋证与泌尿系统结石

泌尿系统结石是指肾、输尿管、膀胱和尿道的结石,其成因至今尚未完全阐明,可因尿路感染、尿路梗阻、异物、代谢紊乱等因素而诱发。形成结石的成分主要是草酸盐、磷酸盐和尿酸盐,此外,胱氨酸和黄嘌呤也可形成结石。临床上,多见结石部位绞痛、血尿等表现,腹部和膀胱的 X 线片及 B 超可协助确诊,但尿酸性结石不易显影。泌尿系统结石可引起尿路黏膜充血、水肿,甚至破溃,尿路梗阻造成肾和输尿管积水、肾功能损害、泌尿系统感染等。泌尿系统结石可归属中医的"砂淋""石淋""血淋"等病证。

历代名医说结石

自古以来,中医界有不少名医及经典医书都对泌尿系统结石做出了论述。

华佗在《中藏经》中说:"虚伤真气,邪热渐深,结聚成砂,又如水煮盐,火大水少,盐渐成石。"《诸病源候论》云:"淋之为病,由肾虚而膀胱热也。肾气通于阴,阴,水液下流之道也",认为结石形成的原因与肾及真气受损相关。

"膀胱为津液之腑，肾虚则小便数，膀胱热则水下涩，数而且涩，淋涩不宣，故谓之淋，其状小便出少起多，小腹弦急，痛引于脐。"明确说明膀胱热盛，尿液为热所灼，结成固体物质，加之肝气郁滞，所致小腹弦急，痛引脐中。

《素问·六元正纪大论》论述不同气候变化与疾病关系时提出，燥气偏盛时，可有"小便黄赤，甚则淋"；湿气偏盛时会有"病中热胀，脾受积湿之气，小便黄赤，甚则淋"。《金匮要略·五脏风寒积聚病脉证并治》曰："……热在下焦者，则尿血。亦令淋泌不通……"均说明热与湿是形成淋病的根本原因。

孙思邈在其《千金要方·淋闭》中进一步明确了石淋病位为热结下焦，书中记载到："热结中焦则为坚，热结下焦则为溺血，令人淋闭不通，此则多虚损之人，服大散下焦客热所为"。清代《医宗金鉴》亦有"石淋犹如碱结裆，是因湿热炼膀胱"的论述，认为"石淋"是由膀胱湿热煎结而成。

张介宾云："真阴肾水不足，不能滋灌营卫，渐至衰羸……或遗淋不禁，或腰酸腿软……元阳不足，或先天禀衰，或劳伤过度，以致命门火衰而为脾胃虚寒，饮食少进，或脐腹多痛，或小水自遗，虚淋寒疝。"充分说明肾的真阴亏损，真阳不足也是导致诸淋的原因。

综上所述，历代医家总结淋证多由下焦湿热、肾虚亏损所致。

病因病机

中医认为本病多属气滞血瘀，下焦湿热蕴蒸，肾阳受损，肾气虚弱所致，其病位在肾和膀胱，与肝、脾、肾等关系密切。其多由湿热下注膀胱，尿中杂质日久炼而为石，或因气火郁于下焦，导致膀胱气化不利，形成结石。气是水液运行的动力源泉，气虚导致尿液运行缓慢，尿中的矿物质容易沉积，久而久之结聚成砂石，砂石形成之后,瘀结于内,并发肾积水,造成腰痛等症状。结石既是病理产物,也是致病因素,结石为有形之邪,气道受阻,不通则痛,塞于尿道,则排尿中断,损伤血络,引起尿血。

辨证分析及治疗

辨证是中医临床的关键,也是治病用药之纲。治标治本,务在审因求本,此仍是基本原则,在这基础上辨证与辨病相结合,准确把握病情发生发展;同时应把握扶正祛邪的原则,细察邪正两方消长盛衰的情况,做到邪去而不伤正、扶正而不恋邪,还要做到古为今用、洋为中用、衷中参西,方能达到治疗目的。

主要证型及方解如下。

1. 湿热蕴结　主症特点为腰或下腹痛,痛处觉热或兼重坠,小便浑浊黄赤,小便时常伴急迫、灼热等感觉,舌苔白腻或黄腻,脉弦滑或滑数。《张氏医通·淋》云:"石淋,须清其积热,涤其砂石……"故本型治以清利湿热,通淋排石,方用八正散合石韦散加减。腰腹绞痛者,加白芍、甘草以缓急镇痛;小便涩滞不畅者,加泽泻、猪苓、茯苓以淡渗利湿;血尿明显者,加槐花、小蓟、藕节、白茅根、生地黄以凉血止血;口苦黏腻者,加黄连、黄芩、黄柏以清热化湿;便秘者,加生大黄(后下)以泻火通便;结石不易出者,加生核桃仁。诸药加减应用则湿热去,又可避免邪热煎熬尿液,防治结石的形成和进一步发展,同时通过"利小便"促使结石从溺窍排出体外。

方解:

［名称］　八正散。

［来源］　《太平惠民和剂局方》卷六。

［组成］　车前子、瞿麦、萹蓄、滑石、山栀子仁、甘草(炙)木通、大黄(面裹煨、去面,切,焙)各500克。

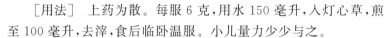

〔用法〕　上药为散。每服 6 克，用水 150 毫升，入灯心草，煎至 100 毫升，去滓，食后临卧温服。小儿量力少少与之。

〔功用〕　清热泻火，利水通淋。

〔主治〕　心经邪热，一切蕴毒，咽干口燥，大渴引饮，烦躁不宁，目赤睛疼，唇焦鼻衄，口舌生疮，咽喉肿痛及小便赤涩，或癃闭不通，热淋、血淋。

〔方论〕　方用瞿麦利水通淋，清热凉血，木通利水降火为主；辅以萹蓄、车前子、滑石、灯心草清热利湿，利窍通淋，以山栀子仁、大黄清热泻火，引热下行；甘草调和诸药缓急，止尿道涩痛。诸药合用，而有清热泻火，利水通淋之功。

2. 气滞血瘀　症见胁胀腰痛，甚则痛引少腹，可累及阴股，或刺痛，痛处固定不移，甚则拒按，小便艰涩，点滴而下，或欲出不能，尿流中断，小腹膨隆，窘迫难耐，苔薄黄，脉弦数。清·尤在泾《金匮翼·诸淋》曰："散热利小便，只能治热淋、血淋而已……其膏淋、石淋，必须开郁行气，破血滋阴方可。"本证总体气滞为先，血瘀随后，方用沉香散合石韦散加减以行气化瘀，通淋排石，在相应辨证用方的基础上，常选加郁金、丹参、川牛膝（代）之品或配滑利通窍之品增强通导下行作用，重则加用三棱、莪术等软坚散结之品。若胁肋胀痛者，加柴胡、延胡索、枳壳以疏肝理气；小便艰涩、尿流中断者，加车前子、泽泻、木通以利水渗湿；低热心烦、手足心热者，加生地黄、枸杞子、知母、黄柏以滋阴降火；腰腹胀痛加青皮、陈皮、厚朴、乌药以行气除胀止痛。

方解：

〔名称〕　沉香散。

〔来源〕　《太平圣惠方》卷五十八。

〔组成〕　沉香 15 克，石韦 15 克（去毛），滑石 15 克，当归 15 克（锉，微炒），瞿麦 15 克，白术 23 克，甘草 7.5 克（炙微赤，锉），葵子 23 克，赤芍药 23 克，王不留行 15 克。

〔用法〕　上药捣细罗为散。每于空腹时煎大麦饮调下 6 克。

以通利为度。

　　[主治]　主膏淋,脐下妨闷,不得快利。

　　[名称]　石韦散。

　　[来源]　《外台秘要》卷二十七引《集验方》。

　　[组成]　石韦 60 克(去毛),瞿麦 30 克,滑石 150 克,车前子 90 克,葵子 60 克。

　　[用法]　上五味,捣筛为散。每次服 3 克,一日 3 次。

　　[功用]　清热利水通淋。

　　[主治]　淋病,小便不利,溺时刺痛。

　　3. 脾肾不足　病程日久,神疲乏力,腰腹隐痛,喜揉喜按,遇劳则甚,尿涩不畅,尿出无力,少腹坠胀,尿中时夹砂石,纳差,便溏,面色少华,舌质淡边有齿印,苔薄白,脉细无力。徐灵胎云:"治淋之法,有通有塞,要当分别。有淤积而塞住尿管者,宜先通;无淤积而虚滑者,宜峻补"。故本型以健脾温阳,补肾排石为治。方用济生肾气丸加减,伴尿出无力、少腹坠胀者,加党参、黄芪、升麻以升举阳气;纳差者,加鸡内金、生山楂、神曲,以消食开胃;便溏者,加薏苡仁、扁豆以健脾止泻。

　　方解:

　　[名称]　济生肾气丸。

　　[来源]　《济生方》。

　　[组成]　附子炮 2 个(15 克),白茯苓、泽泻、山茱萸、山药、车前子、牡丹皮各 30 克,肉桂、川牛膝(代)、熟地黄各 15 克。

　　[用法]　蜜丸,每服 9 克,每日服 1～2 次。临床应用可改为汤剂,水煎服,每日 2 次,各药剂量按比例酌减至汤剂常用量。

　　[功用]　温补肾阳,利水消肿。

　　[主治]　用于肾虚水肿,腰膝酸重,小便不利,痰饮喘咳。

　　[方论]　方中熟地黄滋补肾阴,山茱萸、山药,滋补肝脾,辅助滋补肾中之阴;肉桂、附子温补肾阳,化气利水;泽泻、茯苓利水渗湿消肿;牡丹皮清泻肝火;牛膝、车前子更加强利尿消肿之力。

全方合用,达温补肾阳,利水消肿之功效。

现代中医论治经验

1. **益气清利化瘀通淋排石汤**　杨炳权用自拟益气清利化瘀通淋排石汤[组成:海金沙 20～30 克,金钱草 60～210 克,鸡内金 12～20 克,郁金 20 克,石韦 30 克,生地黄 10 克,车前子 30 克,瞿麦 30 克,木通 10 克,王不留行 20 克,黄芪 15 克,川牛膝(代)15 克,滑石 30 克,乳香、没药各 10 克,炮山甲(代)10 克,威灵仙 15 克,黄柏 15 克]治疗泌尿系统结石 68 例,痊愈 36 例,好转 27 例,无效 5 例,总有效率 92.65%。

2. **金龙排石汤**　钟鹏飞应用自拟金龙排石汤(组成:金钱草 30 克,鸡内金 15 克,海金沙 10 克,地龙 10 克,郁金 10 克,泽泻 15 克,车前子 15 克等 20 多种药物)治疗泌尿系统结石患者 150 例,其中治愈 145 例,有效 4 例,无效 1 例,总有效率 99.33%。

3. **加味五金汤**　刘新宇用自拟加味五金汤[组成:金钱草 30 克,海金沙 30 克,鸡内金 50 克,郁金 12 克,金银花 15 克,路路通 12 克,滑石 15 克,酒白芍 15 克,甘草 10 克,川牛膝(代)、淮牛膝各 15 克,石韦 15 克,冬葵子 15 克,车前子 30 克]治疗泌尿系统结石 60 例,治愈 46 例,好转 12 例,无效 2 例,总有效率 96.67%。

4. **三金石韦汤**　刘静采用自拟三金石韦汤[组成:金钱草 30 克,海金沙 30 克,炒鸡内金 15 克,石韦 30 克,车前子 30 克,滑石 20 克,瞿麦 15 克,冬葵子 15 克,黄芪 30 克,白术 20 克,川牛膝(代)15 克,茯苓 15 克,马鞭草 30 克,甘草 6 克]为主治疗泌尿系统结石 30 例,治愈 19 例,有效 6 例,无效 5 例,总有效率 83.33%。

5. **三金三子二石汤**　曹晖对并发泌尿系统感染者给予头孢曲松钠抗感染治疗、并发肾绞痛的患者给予阿托品解痉镇痛,且均口服三金三子二石汤[组成:车前子、金钱草、丹参、海金沙、鸡内金、滑石各 30 克,王不留行 20 克,牛膝(代)、续断、延胡索各 15 克,石韦、冬葵子、川楝子、赤芍各 10 克]治疗泌尿系统结石 56 例,2 个疗程后,治愈 38 例,有效 13 例,总有效率 91.07%。

6. **自拟排石汤** 李刚用西药抗感染、止血、解痉、镇痛、补液、利尿 1～6 天,同时服用自拟排石汤[组成:金钱草 30 克,萹蓄 12 克,滑石 12 克,海金沙(包)30 克,鸡内金 15 克,车前子(包)30 克,石韦 15 克,泽泻 15 克,当归 9 克,木通 12 克,路路通 12 克,甘草 6 克,茯苓 15 克]治疗泌尿系统结石 50 例,其中治愈 25 例,显效 20 例,无效 3 例,放弃治疗 2 例,总有效率达 90.00%。

7. **自拟排石汤** 徐升恒用自拟排石汤[组成:柴胡 10 克,白芍 30 克,枳实 15 克,石韦 30 克,王不留行 30 克,丹参 15 克,威灵仙 20 克,川牛膝(代)15 克,滑石 50 克,冬葵子 15 克,海金沙 10 克,瞿麦 18 克,甘草 6 克]、合金鸡硝石散(金钱草 60 克,鸡内金 12 克,火硝 12 克),采用活血化瘀促排法治疗泌尿系统结石,对局部水肿、炎症、粘连有抑制松解作用,有利于结石的排出。

8. **尿石净汤** 胡培森临床运用尿石净汤治疗泌尿系统结石疗效显著。尿石净汤治疗:枸杞子 20 克,川牛膝(代)15 克,黄芪 30 克,金钱草 30 克,冬葵子 15 克,车前子 20 克,地龙 15 克,薜荔 15 克,郁金 20 克,砂仁 8 克,白茅根 30 克。

9. **自拟排石汤** 祁跃明临床运用自拟排石汤:金钱草、滑石、车前子、肾茶、续断、琥珀、猪苓、白芍等治疗输尿管结石 60 例,7 天为 1 个疗程,2 个疗程后,治愈 50 例,好转 8 例,总有效率为 96.6%。

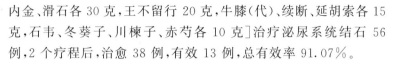

古　方

1. **八正散** 李加厚利用八正散合石韦散加减治疗泌尿系统结石 200 例,痊愈 85 例,好转 77 例,无效 38 例,总有效率为

81%。邓显胜以八正散加牛膝、鸡内金、金钱草、海金沙为基本方加减治疗泌尿系统结石 86 例,近期痊愈 64 例,好转 16 例,无效 6 例,总有效率 93.02%。张凤茹在镇痛、解痉、消炎、利尿等常规治疗基础上给予八正散加减治疗泌尿系统结石 59 例,治愈 34 例,好转 18 例,无效 7 例,总有效率 88.14%。

2. 石韦散　张玉焕应用石韦散加减治疗泌尿系统结石 31 例,治愈 27 例,好转 2 例,无效 2 例,总有效率 93.55%。

3. 大黄附子汤　陈锡华运用大黄附子汤寒热并用,以散寒为主。方中附子长于温经散寒,细辛辛通气机、搜剔寒邪,故对寒邪凝结经脉所致的经脉挛急、气血津液运行障碍的疼痛有较好疗效。大黄能破瘕、通瘀阻,以排结石。配合金钱草、枳实加强行气排石的作用。另外,大黄、金钱草的寒凉可制约附子、细辛的温燥之性。诸药合用,疗效确切。

4. 三金排石汤　黄家桓临床运用三金排石汤明显改善患者临床症状,提高结石清除率,增强临床疗效,减少不良反应发生。三金排石汤组成:金钱草 30 克,鸡内金 30 克,海金沙 30 克,石韦 15 克,萹蓄 15 克,车前子 15 克,瞿麦 15 克,木通 10 克。加减变化:疼痛加延胡索 15 克,白芍 60 克;血尿加白茅根 15 克;内热加黄柏、知母各 10 克;排尿乏力加黄芪 30 克。

5. 桃核承气汤　郝玉千认为在结石形成过程的各阶段只用湿热下注的病机概括往往不够合理。经辨证为气滞血瘀型者,用桃核承气汤加减[桃仁(去皮尖)、大黄、甘草(炙)各 12 克,桂枝(去皮)、芒硝各 6 克。]治疗肾结石 40 例,结合体外碎石,总有效率达到 92.5%。

6. 四逆散　张佐良认为石淋的发生是由肾虚与湿热共同为病所致。用四逆散(柴胡 6 克,枳实 6 克,芍药 6 克,炙甘草 6 克)的行气理气、透达散结,加以泽泻、滑石、金钱草清热解毒,利水消石,达到缓解泌尿系统结石引起的肾绞痛,促进结石快速排出的治疗目的。

特效中草药

1. 沉香 叶伯鑫认为沉香性味辛苦微温,主归脾、胃、肾经,性温质重,降而不泄,既能温中降逆,又能暖肾纳气,且有降气之功,无破气之害,"行气不伤气,温中不助火"。清·郑寿全所著《医法圆通》中说:"治砂石贵以清热为先,而化气之品亦不可少"。故理气活血化瘀为治疗结石的重要内容。宋·陈言《三因极一病证方论·淋证治》曰:"沉香散,治气淋,多因五内郁结,气不得舒,阴滞于阳而致壅闭,小腹胀满,便溺不通"。这为沉香配伍相关方剂治疗泌尿系统结石提供了思路。沉香辛苦芳香,功专行散,能醒脾开胃,祛湿化浊,行气止痛,性专下降,直达下焦,入于肾经,行而不泄,专于化气降痰,兼有扶脾温肾之功。药理研究认为理气行滞类药物可缓解输尿管平滑肌痉挛,解除结石嵌顿,并能有效修复因结石嵌顿所造成的黏膜损伤。因此,现代中医治疗泌尿系统结石之时,可在辨证处方的基础上加用沉香以行气降逆、暖肾利水、促进肾气化功能及相关脏腑的功能活动,有利于推动结石运化和排出,防止再生之弊,提高临床疗效和降低复发率。

引自:叶伯鑫. 沉香在泌尿系结石中的临床应用初探[J]. 光明中医,2011,26(10):2120-2121。

2. "四金"单味药物分析及其现代药理学研究

(1)金钱草:金钱草入药始见于《本草纲目拾遗》,其文中记载:"金钱草,味微甘,性微寒,祛风,治湿热"。《采药志》云:"治脑漏白浊热淋"。金钱草甘、淡,归肾、膀胱经,利水通淋;临床上常用其来治疗肝胆结石、黄疸、淋证等。

现代药理学研究表明金钱草抗结石的机制主要表现为以下几个方面:①利尿作用;②抑制草酸钙形成;③降低血清尿酸水平;④抗炎镇痛作用;⑤抗氧化作用;⑥肾保护作用。

（2）海金沙：海金沙为海金沙科植物海金沙的成熟孢子，呈粉末状，棕黄色或浅棕黄色。体轻，手捻有光滑感，置手中易由指缝滑落，气微，味淡。《本草纲目》记载"海金沙，治湿热肿满，小便热淋、膏淋、血淋、石淋，茎痛，解热毒气。"《临证药王歌诀》对海金沙的描述为："诸淋药王海金沙，甘寒咸肠膀胱家。通利水道淋浊沙，咽喉肿痛风火牙。"海金沙味甘，性寒，归膀胱、小肠经。功能清利湿热，通淋止痛。

现代药理研究发现海金沙可抑制肾组织草酸钙结晶的形成，促进尿液排泄。

（3）鸡内金：《中国药典》收载鸡内金为雉科动物家鸡的干燥沙囊内壁。鸡内金以干燥、完整、个大、色黄者为佳。其性味甘、平，归膀胱经，功能健脾消食，涩精止遗，通淋化石，用于食积不消，呕吐泻痢，小儿疳积，遗尿，遗精，石淋涩痛，胆涨胁痛等症。在《本草纲目》《日华子诸家本草》《本草经疏》等中医典籍中对于鸡内金化坚积消结石的功效均有记载，《医学衷中参西录》曰："鸡内金，鸡之脾胃也，中有瓷石、铜、铁皆能消化"。

现代研究表明鸡内金中含有一种特殊的成分"多酚生物碱"，矿物质与其接触可发生"碱化反应"而崩解。鸡内金、核桃仁、蜂蜜合用具有化坚消石之功，同时还能有效促进结石排出、消除尿路炎症、解除肾绞痛。

（4）郁金：郁金辛、苦、寒。归肝、心、肺经，功能活血止痛，行气解郁，清心凉血，利胆退黄。郁金始载于《药性论》，《新修本草》曰："此药苗似姜黄，花白质红，末秋出茎心，无实。根赤黄。取四畔子根，去皮，火干之。生蜀地及西戎……岭南者有实，似小豆蔻，不堪啖。"《本草汇言》云："郁金清气利痰，散瘀血之药也。其性轻扬，能散郁滞，顺逆气上达高巅，善行下焦。"郁金近年用以治疗肝胆或泌尿系统结石有效，有报道称郁金能扩张平滑肌，利于异物排出。大剂量地使用郁金，具有化石、排石的作用。

现代研究表明郁金对急性、早期炎症和晚期炎症具有很好的抗炎作用,可以有效治疗泌尿系统结石的主要临床症状——疼痛。

引自:赵扬,谭艳云,刘映红,等.中药"四金"治疗泌尿系结石的研究进展[J].中医药导报,2018,24(10):110-111.

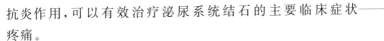

验案介绍

1.葛友庆名老中医治疗泌尿系统结石经验

葛友庆老先生提倡"专方专药"与"辨证论治"相结合,同时重视化石排石,并佐以温肾健脾。临床经验方:乌药、鸡内金、槟榔各10克,金钱草、石韦、滑石各30克,冬葵子12克,党参、茯苓各15克,淡附片(先煎)6克,甘草5克。方中乌药上入脾肺,下通膀胱和肾,温肾行气止痛,金钱草除湿利尿通淋,二药为君药;鸡内金、石韦、滑石、冬葵子利尿通淋,助金钱草达消石排石之功为臣药;党参健脾益气,茯苓健脾化湿,淡附片温肾化气,护脾肾、助排石为佐药;以槟榔如铁石之降,引气下行,与甘草缓急止痛、调和诸药,共为使药。全方共奏益肾健脾,理气通窍,化石排石之功效。随证加减:若下焦阳虚,腰酸怕冷,乏力者加黄芪、续断、巴戟天、肉苁蓉、怀牛膝;若腰腹绞痛明显者则乌药增量,加白芍、制乳香、制没药、桑寄生;尿血者加白茅根、仙鹤草;恶心、呕吐者加半夏、竹茹;大便干燥者加大黄;发热者去淡附片、党参,加败酱草、白花蛇舌草、蒲公英;若小便艰涩不利,则宜伍以车前子、泽泻等;若有瘀血,则辅以王不留行、杜牛膝、当归尾、茜草根、赤芍药、制大黄、鸡内金、桃仁、牡丹皮等;久滞结石大而不规则者加莪术、穿山甲(代);肾结石加海金沙;输尿管结石加王不留行、威灵仙;膀胱结石加萹蓄、车前草;伴肾、输尿管积水者改乌药为30克,加炒白术、泽泻。并辅助以多饮水,每日2000毫升左右。患者如能坚持服药,平时多跳动,并以空掌叩击结石所在部位,对结石下移与

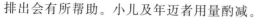

排出会有所帮助。小儿及年迈者用量酌减。

验案举例

孙某某,男,22 岁。学生。2011 年 9 月 29 日初诊。患者于 9 月 28 日晚突发右侧腰痛并向阴茎放射,送至医院急诊,查 B 超示:双肾多发结石(最大直径 6～7 毫米),右侧输尿管上段结石伴中度积水。尿常规:上皮细胞(＋),红细胞(＋＋),白细胞(＋),草酸钙(＋)。血常规:白细胞 $10.8×10^9/L$,中性粒细胞 80%。给予山莨菪碱(654-2)针解痉镇痛,以及抗感染、补液治疗,症状好转不明显,予哌替啶针 80 毫克肌内注射后,腰痛稍好转,入睡。次日腰痛明显,复查 B 超结果与前相似。患者腰部刺痛,神疲乏力,怕冷,胃纳差,夜寐尚安,小便偏黄,大便通畅;舌质暗红,苔薄黄,脉弦。治疗以治标为原则,辨证为气滞血瘀,脾肾气虚,治以活血化瘀,理气止痛,佐以健脾温肾。方用:乌药、白茅根各 30克,金钱草 40 克,淡附片(先煎)6 克,党参、茯苓各 15 克,甘草 5克,制乳香、制没药、槟榔各 10 克,续断 12 克。3 剂,每日 1 剂,水煎取汁 400 毫升,早晚分次温服。

二诊:3 剂后腰痛止,时有腰酸,纳差好转。调整处方为:乌药、白茅根、金钱草、石韦、滑石各 30 克,冬葵子、续断各 12 克,淡附片(先煎)6 克,茯苓、党参、炒白术各 15 克,槟榔、鸡内金各 10克,甘草 5 克,泽泻 20 克。7 剂,每日 1 剂,早晚温服。

三诊:腰酸减轻,胃纳尚可。复查 B 超示:右肾结石(右肾盂、肾盏分别可见 0.3 厘米和 0.4 厘米强回声)。前方改乌药为 10克,去白茅根及泽泻,续服近 1 个月,随访复查 B 超,未见结石。

分析:

《中藏经·论淋沥小便不利》曰:"砂淋者,腹脐中隐痛,小便难,其痛不可忍,须臾,小便中下如砂石之类。虚伤真气。邪热渐增,结聚而成砂。又如似水煮盐,火大水少,盐渐成石之类。"因此,葛师治疗石淋时,强调化石排石并重,金钱草与鸡内金化石、排石,石韦、滑石、冬葵子、泽泻清热利湿通淋,六药合用,既可去除形成结石的根本原因,又能以化石以利排石,复加行气活血化瘀之剂白茅根、制乳香、制没药,既能行气活血,又能促进输尿管平滑肌蠕动,有利于排石;加入附片温阳之品为本方精粹之处,附子主入心、脾、肾经能通行十二经。朱丹溪指出,附子能行补养药之滞,有间接补益之功,云:"气虚热甚者,稍用附子,以行参芪;肥人多湿,亦宜少加附子以行经。"可谓一药多功,一举多得,能温肾阳,补肾气,从而促进肾之气化,以利砂石排出。诸药合用,共奏行气、活血、温化之功,以促进结石外排。

由于泌尿系统结石容易复发,故在治疗过程中,当结石排出之后,不宜立即中断治疗,需继续在辨证的基础上用药一段时期,并应常服些利湿之剂,以防复发,饮食方面如酒类、辛辣物、厚味等能助长湿热,均宜忌之。

引自:任西珍.葛友庆名老中医治疗泌尿系结石经验[J].现代中医药,2014,34(6):3-4.

2.孙义临床治疗泌尿系统结石

验案举例

李某,男,33 岁,工人。2013 年 2 月初诊,自诉反复腰腹疼痛,尿未中断而痛。泌尿系统 B 超示右肾盂处见 0.2 厘米×0.5 厘米结石 2 枚。尿常规红细胞(＋＋),白细胞(＋),蛋白(－)。西医诊断为:"泌尿系统结石"。现症:腰痛,小便黄,排尿时疼痛,舌红,苔黄腻,脉弦滑。中医诊断为石淋,证属膀胱湿热。治法:清热利湿,通淋排石。金海排石汤合八正散加减。处方:金钱草30 克,海金沙 30 克(包),石韦 30 克,生鸡内金 15 克(研末冲),延胡索 10 克(醋制),茯苓 30 克,冬泽泻 15 克,车前子 30 克(包),滑石 15 克,大黄 6 克(后下)。连服 5 剂,尿中排出结石 1 枚。患者自诉腰痛较前加重,尿中带血。复查尿常规:红细胞满视野。原方延胡索改为 30 克,加白茅根 30 克,侧柏叶 15 克,三七粉 3 克(冲服),连服 7 剂,腰痛及小便带血较前好转,但未见结石排出。守上方去三七粉,延胡索改为 15 克,金钱草加至 60 克,连用 5

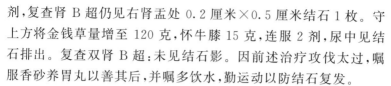

剂,复查肾 B 超仍见右肾盂处 0.2 厘米×0.5 厘米结石 1 枚。守上方将金钱草量增至 120 克,怀牛膝 15 克,连服 2 剂,尿中见结石排出。复查双肾 B 超:未见结石影。因前述治疗攻伐太过,嘱服香砂养胃丸以善其后,并嘱多饮水,勤运动以防结石复发。

引自:孙义.泌尿系结石中医辨证治疗体会[J].光明中医,2014,29(4):801-802.

3. 经方治疗泌尿系统结石临证经验

案 1　大柴胡汤合猪苓汤案

患者,男,36 岁。腰痛 2 个月,加重 1 周,口干苦,纳差,疼痛时难以入睡,大便 3 日 1 次,伴尿频。彩色 B 超示:左侧输尿管结石,内径 8 毫米。潜血(+),曾用山莨菪碱肌内注射,并输液治疗 1 周,效果不佳。舌质红、苔薄黄腻,脉中取滑数,尺脉沉弦细小数。中医辨证为腰痛,证属湿热内蕴,治疗当以清利湿热,通利小便为主。处方:大柴胡汤合猪苓汤。柴胡 12 克,黄芩 10 克,清半夏 10 克,枳实 10 克,生白芍 30 克,生大黄 10 克(后),猪苓 10 克,云茯苓 15 克,泽泻 15 克,滑石 15 克(包),炙草 10 克,生姜 3 大片,大枣(掰开)4 个,为引。共 6 副药,日煎 1 服,分早、晚各 1 次温服。禁忌辛辣油腻,多饮水,适量运动,注意排小便。二诊:患者服上药 6 天后,口干口苦大减,疼痛亦减轻,大便通畅,遂效不更方,原方再进 1 周。三诊:见数十粒砂石,自诉疼痛几乎已无,上方生大黄改制大黄,嘱咐患者原方再进 1 周后彩超检查,提示无异常。

按:大柴胡汤是伤寒论柴胡类方中的泻下剂。临床上大柴胡汤不仅是通便的,还有解热、保肝、利胆、降压、降脂、促胃肠能力、抗凝血、解痉、松弛平滑肌、抗炎等作用,临床应用范围非常广泛。运用中医治疗临床疾患,遣方用药应以中医药理论为指导,无论应以经方还是时方,都应灵活运用,随证加减,以证为主,不可拘于西医病名,有是证则用是方;同时,现代医学可以作为临证参考,中医辨证与西医辨病相结合也是现代临床的一大优势。王筠新等在《名老中医陈超桂学术思想简介》一文中记述了陈老运用大柴胡汤加减治疗1例右侧输尿管下端结石并伴有肾绞痛的患者，舌苔黄厚，脉弦数实。陈老辨证少阳阳明合病，投一大柴胡汤去生姜加玄明粉方，一剂后患者自觉舒适，腰痛大减，后又连服数十剂而排出一黄豆大小结石。病案中患者症状符合大柴胡汤方证，则用之必效。

案2 四逆散合猪苓汤案

患者，女，51岁。诉3个月前开始出现腰痛，未在意，后逐渐加重，偶有尿血、呕吐。X线检查提示：左侧输尿管在位于第4腰椎处有一1.0厘米×0.8厘米阴影。遂住院输液抗感染治疗，疼痛减轻。出院2周后又复发，每次疼痛发作都自服止痛药，后来门诊要求中药治疗。刻下症见：腰痛，输尿管结石，疼痛严重时伴有恶心、呕吐，纳差，小便时黄，偶有尿血，情绪易激动，舌质红、苔薄黄，关脉弦细数。中医辨证为淋证，证属少阳病夹下焦湿热，治疗当以梳理中焦气机，清热利水通淋。处方：四逆散合猪苓汤。柴胡15克，赤芍15克，枳壳12克，猪苓15克，茯苓15克，泽泻20克，滑石18克，阿胶（烊化）10克，生甘草8克。共6副，日煎1副，分早、晚温服。禁忌辛辣油腻，多饮水，适量运动，注意排小便。二诊：服上药6天后，未再尿血，腰痛减轻，小便仍黄赤，遂在上方基础上加味车前子、石韦、延胡索，以增加利水清热止痛之功效。处方如下：柴胡15克，赤芍15克，枳壳12克，猪苓15克，茯苓15克，泽泻20克，滑石18克，阿胶（烊化）10克，车前子（布包）30克，石韦12克，延胡索15克，生甘草8克。共10副，日煎1副，分早、晚温服。禁忌辛辣油腻，多饮水，适量运动，注意排小便。三诊：患者服上药10天后，疼痛大减，小便已不黄，未再尿血，后以上方加减治疗近二十余天，结石顺利排出，诸症悉除而病愈。后随访1年疼痛未再发作。

按：猪苓汤为古代治淋的专用方，具有清热利尿止血的功效，临床上可以用于治疗泌尿系感染诸症，适用于以尿频、尿急、尿痛、排尿困难、尿失禁等一系列尿路刺激症状为特征的疾病。《伤寒论》223 条："若脉浮发热，渴欲饮水，小便不利者，猪苓汤主之"。病案中患者伴有情绪问题，为中焦气机升降失常，郁而化热，因此合用四逆散以疏导中焦郁热之气机。邱仕君在邓铁涛医案与研究一书中记录邓老运用四逆散加味治疗 1 例泌尿系统结石并伴有肾绞痛的患者。邓老辨证为下焦湿热，处方四逆散合三金排石汤，并在肾绞痛处拔火罐，药后患者即疼痛大减，后又加减治疗 2 周，顺利排出结石 1 粒，病愈出院。中国中医研究院在《岳美中医案集》中记述岳老曾用猪苓汤治疗 1 例输尿管结石案，先以猪苓汤原方治疗六剂，尿血止，后加味三金排石汤数十剂后患者顺利排出结石，诸症消失而出院。猪苓汤为治疗泌尿系统感染、膀胱炎等专方，比八正散疗效更稳定。若尿痛甚、尿黄可加栀子；尿路结石合四逆散，通淋排石，比金钱草好用。

案 3　真武汤案

患者，男，65 岁。诉 3 年前体检时发现左肾有泥沙样结石，曾做微创手术排石成功。1 年前，因饮酒后又发疼痛并伴有尿血。彩色 B 超提示：右肾结石 1.2 厘米×0.8 厘米，并伴有大量积液。遂住院治疗，期间症状减轻，出院后反复发作，遂来门诊求助中药治疗。刻下症见：左肾结石伴有积液，腰痛，痛时大汗出，形体虚弱，纳差，睡眠质量不好，情绪低落，大便可，小便清长，舌质淡，苔薄白微润，脉沉而细无力。中医辨证为淋证，证属肾阳虚衰，气不化水，水饮内停，治疗当以温阳化饮利水通淋。处方：真武汤加味。茯苓 30 克，生白术 12 克，白芍 15 克，炮附子（先煎）10 克，生姜 15 克，黄芪 30 克，怀牛膝 15 克，车前子（布包）15 克。共 6 副，日煎 1 副，分早、晚温服，禁忌辛辣油腻，多饮水，适量运动，注意排小便。二诊：服完上药后，气色较之前有明显的改善，食欲也有所恢复，遂上方加淫羊藿、巴戟天以振奋阳气，处方如下。茯苓 30 克，生白术 12 克，白芍 15 克，炮附子（先煎）10 克，生姜 15 克，黄芪 30 克，怀牛膝 15 克，车前子（布包）15 克，淫羊藿 15 克，巴戟天 15 克。共 6 副,日煎 1 副,分早、晚温服。禁忌辛辣油腻,多饮水,适量运动,注意排小便。三诊:服完上药后,小便通畅,告知排完小便后有些许沉积物,告诉患者沉积物即是结石,不必害怕,继续服药。四诊:服上药 10 天,精神状态大有好转,告知现在无明显不适,遂嘱咐患者再服 1 周后复查彩超。后患者告知结石现已明显减小,积液消失,余无不适,遂嘱咐患者平时多饮水,适量运动。随访半年,未再复发。

按:《伤寒论·辨少阴病脉证并治》316 条:"少阴病,二三日不已,至四五日,腹痛,小便不利,四肢沉重疼痛,自下利者,此为有水气。其人或咳,或小便利,或下利,或呕者,真武汤主之。"病案中患者结石术后又发结石,此乃治标不治本之缘故,患者精神状态萎靡不振,脉沉细无力,中医辨证此乃肾阳虚衰,温煦无力,阳运无力,故而水道不通,久而久之砂石堆积。仲景之真武汤为经典的温阳利水方,适用于精神萎靡、小便不利、眩晕、心悸、脉沉细弱等机体功能低下的疾病,因此患者在服药后尿量增多,服药数十剂后排出些许砂石,此乃仲景方证结合之功。董延瑶等在《中国百年百名中医临床家丛书——董延瑶》一书中记述董老运用真武汤治疗肾结石 1 例,先以利水通淋,后以培元固本,方证相应,前后两月余患者疾病尽愈。

引自:孙宁宁,武鑫,张松江,等. 经方治疗泌尿系结石临证经验[J]. 中国中医药现代远程教育,2018,16(20):83-84.

4. 周宝宽临床治疗泌尿系统结石验案 3 则

案 1

范某,男,32 岁,2009 年 5 月 19 日初诊。左侧腰痛 1 年,绞痛伴血尿 8 天。初诊:自诉平素嗜食辛辣肥甘酒醇,腰部经常酸胀、疼痛。8 天前突发绞痛及血尿,在某医院诊为泌尿系统结石,使用排石药,未见明显疗效。症见:痛苦病容,左肾区有叩击痛,腹部平片及 B 超均显示左肾盂内有横径约 0.8 厘米的结石;舌红,苔黄腻,脉弦数。中医诊断:石淋。西医诊断:泌尿系统结石。

辨证:湿热蕴结。治法:清热利湿,通淋排石。方药:自拟金钱草汤。药用:金钱草50克,车前子(包煎)30克,水煎服。日4次,每次200毫升,同时每天饮水3000毫升。复诊:腰痛减轻,左腹部绞痛。B超显示,结石阻于左侧输尿管第二狭窄处。治以自拟排石汤:金钱草50克,车前子(包煎)30克,鸡内金20克,海金沙(包煎)20克,王不留行20克,水煎服。日4次,每次200毫升,饮水3000毫升。3剂,结石从小便排出。嘱其改变饮食习惯,多饮水,随访2年,未见复发。

按:患者平素嗜食辛辣肥甘,内生湿热,又感受湿热之邪,湿热下注,蕴结膀胱,煎熬尿液,结聚成石,阻滞尿道,气机不畅,不通则痛。本例结石生于肾中,用药后,又梗阻到输尿管狭窄处,再用药,结石从尿中排出。除药物外,大量饮水也起排石作用。中药排石,一般结石横径应小于1厘米,且表面较光滑,或大量细小结石,双侧肾功能正常,尿路无狭窄、畸形。方中金钱草归肝、胆、肾、膀胱经,功效利湿退黄,利尿通淋,解毒消肿,擅消结石,尤宜用于治疗石淋,又能除下焦湿热,本品单用或伍用均可;车前子甘寒而利,擅通利水道,清膀胱热结,治疗湿热下注膀胱而致小便淋沥涩痛;海金沙其性下降,擅清小肠、膀胱湿热,为治诸淋涩痛之要药;鸡内金化坚消石,可治砂石淋证;王不留行活血通络,利尿通淋,走而不守,行而不留,且性擅下行,能活血利尿通淋,擅治多种淋证。治病不在药味多少,笔者单用金钱草治疗泌尿系统结石百余例,均取得理想效果。金钱草用量一般为30~60克,每日口服3~4次,每次200~400毫升,同时每日饮水3000毫升以上,最好空腹口服,豆科植物广金钱草疗效较好。

案2

方某,男,49岁,2009年2月3日初诊。右侧腰部疼痛2年,绞痛伴血尿10天。初诊:自诉腰部经常酸痛,每因急躁发怒时病情加重,10天前先出现腰部绞痛,不久,疼痛又转入右下腹。在一诊所按摩,未缓解,到某医院进行详细检查,B超未显结石影,腹部平片发现右侧输尿管第二狭窄处"顿挫"。专家怀疑肿瘤,让其按肿瘤进一步检查,患者自认是结石,愿中医调治。来诊时发病已10天,未采取任何治疗措施,痛苦表情,右腰及右下腹疼痛。影像学检查:右肾积水;血尿;舌暗有瘀点,苔薄白,脉弦紧。中医诊断:石淋。西医诊断:泌尿系统结石。辨证:气滞血瘀。治法:理气活血,通淋排石。方药:排石汤加减。药用:金钱草50克,车前子(包煎)30克,王不留行10克,柴胡3克,水煎服。复诊:2剂后,尿出一块横径约0.6厘米×0.5厘米的结石,表面粗糙。患者自诉在排石过程中,腹部突然绞痛,瞬间疼痛下移,结石排出后,疼痛消失,肾积水解除,又用石韦散善后。随访2年,未见复发。

按:泌尿系统结石,只要临床体征与症状符合诊断标准,辅助检查只做B超和尿常规确诊即可按结石治疗,以免延误病情,尤其肾积水者,可在治疗过程中再补查余项。有些显影阴性的结石更不能延误病情,待全面检查完毕,可能损害了肾功能。本案在其他医院延误治疗而形成肾积水,笔者只用2剂排石中药,结石便排出,肾积水也解除,不但是最好的治疗方法,也是最好的诊断性治疗。全方用药精当,排石通淋,理气活血,结石排出后用石韦散善后。笔者认为:无论何种证型,只要是尿石症,必须以排石为先,只要结石排出,其他问题可迎刃而解。

案3

蔡某,女,41岁,2009年1月19日初诊。腰部酸痛5年,加重8天。初诊:肾结石5年,时轻时重,轻时腰部酸痛,重时绞痛伴血尿,肾绞痛时使用排石药,缓解后停用排石药。症见:面部浮肿,疲乏无力,右肾区轻度叩击痛。尿常规:红细胞(+++),无管型及蛋白尿。肾功能无异常。B超显示:右肾内有3个横径小于0.5厘米的结石,血压:130/80毫米汞柱,舌质淡,苔薄白,脉沉细无力。中医诊断:石淋。西医诊断:泌尿系统结石。辨证:肾气不足。治法:补益肾气,通淋排石。方药:济生肾气丸合排石汤加

减。药用:炮附子 5 克,肉桂 3 克,车前子(包煎)30 克,熟地黄 15
克,山茱萸 10 克,山药 10 克,茯苓 10 克,泽泻 10 克,牡丹皮 10
克,金钱草 30 克,鸡内金 15 克,炙甘草 5 克,水煎服。复诊:上方
用 7 剂,腰痛减轻,面部浮肿基本消失,二便通畅。上方加菟丝子
15 克,王不留行 15 克,继续口服。三诊:上方又用 14 剂,腰部酸
胀消失,面色润泽,二便通畅。四诊:上方又用 21 剂,B 超显示肾
内结石消失。随访 2 年,未见复发。

按:结石日久,肾阳受损,水液代谢失常,出现面部浮肿等肾
气不足之象。本例患肾结石 5 年,反复发作,始终未排出肾内结
石,病情迁延,腰部酸痛,血尿,浮肿。治宜补益肾气,通淋排石。
本方为济生肾气丸加通淋排石活血的金钱草、鸡内金、王不留行
组成,有温补肾阳,利水消肿,活血排石之功。笔者对此证型曾只
用金钱草、车前子、鸡内金三味药治疗,排石效果不减,但仍需用
补益肾气之品消除肾气不足之证。如不用补益肾气之品,则恢复
缓慢。

选自:周宝宽.泌尿系结石验案 3 则[J].河南中医,2012,32(3):
372-373.

5.何永生治疗泌尿系统结石验案

验案举例

郭某,女,40 岁,2012 年 9 月 5 日初诊。患者 2009 年体检发
现泌尿系统结石,因无明显不适,故未予系统诊治。刻诊:疲乏、
腰痛 2 天。患者 2 天前疲乏,自觉腰痛,右侧痛甚,痛时难忍,时
发时止,排尿畅,尿量可,口略干,大便调,舌质红,苔黄微腻,脉滑
数。泌尿彩色多普勒检查:双肾大小形状正常,边界清晰,双肾中
央集合系统光带未见明显分离,左肾盂内可见 0.58 厘米强回声
团伴声影。诊断:左肾结石。中医辨证属肾气亏虚,湿热郁结之
石淋。治法:益肾气,清湿热,化结石。处方:寄生 15 克,杜仲 15
克,金钱草 15 克,海金沙 15 克,萹蓄 15 克,瞿麦 15 克,车前草 30
克,郁金 15 克,鸡内金 15 克,胡桃仁 10 克,白茅根 15 克,砂仁 10

克,萆薢15克,沉香5克,甘草6克。14剂,每天1剂,水煎300毫升早晚分服。嘱其多饮水,少喝咖啡、浓茶,勤如厕,均衡饮食,少吃辛辣及肥甘滋腻食物,避免吃高草酸食物和腌制品,根据个人情况多做跳绳、慢跑等运动。2012年9月19日二诊:尿量正常,无明显腰痛,纳食可,大便日1次,舌红苔薄,脉滑。调整处方如下:寄生15克,杜仲15克,金钱草15克,海金沙15克,萹蓄15克,瞿麦15克,车前草30克,郁金15克,鸡内金15克,胡桃仁10克,白茅根15克,砂仁10克,萆薢15克,白术10克,山药15克,甘草6克。14剂,每天1剂,水煎300毫升早晚分服。2012年10月3日三诊:患者排尿正常,无尿急、尿痛,尿量可,无腰痛,纳食可,舌红苔薄,脉滑。复查泌尿彩色多普勒示:双肾大小形状正常,边界清晰,双肾中央集合系统光带未见明显分离,左肾盂内可见散在光斑,后无声影。调整处方如下:寄生15克,杜仲15克,金钱草15克,海金沙15克,萹蓄15克,瞿麦15克,车前草30克,郁金15克,鸡内金15克,胡桃仁10克,白茅根15克,砂仁10克,萆薢15克,白术10克,山药15克,甘草6克,牛膝10克。14剂,每天1剂,水煎300毫升早晚分服。2012年10月17日四诊:排尿正常,无腰痛,纳食可,无特殊不适,舌红苔薄,脉滑。复查泌尿彩色多普勒示:双肾大小、形态正常,轮廓清楚,被膜光整,双肾实质与集合系统回声未见异常,双侧输尿管未见明显扩张。前方继服10剂以巩固疗效。

按:何永生认为泌尿系统结石的基本病机为本虚标实,其中以肾气亏虚为本,湿热蕴结为标。肾气亏虚,气化蒸腾功能失调,因而不能及时将体内代谢废物排出体外,正如《诸病源候论》记载:"诸淋者,由肾虚而膀胱热故也。"由于肾气虚弱,气化功能失调,而致湿浊内停,郁久生热,湿为热蒸,热与湿搏,久而久之,凝为结石。《丹溪心法》:"淋虽有五,皆属于热。"吾师根据其发病机制,在临床中以补养肾气为主,兼以清热利湿、活血、通淋为辅,并结合患者临床症状,灵活加减化裁。该患者既往泌尿系统结石病史,初诊时见疲乏、腰痛,痛时难忍,舌红,苔黄微腻,脉滑数,为本虚标实之证,《内经》:"治病必求于本。"故当以寄生、杜仲温补肾气;以金钱草、海金沙、郁金、鸡内金、胡桃仁消坚化石,其中金钱草利水通淋,胡桃仁有消坚化石的作用,如苏颂《嘉祐图经本草》载:"治捐伤石淋。"同时取其温补肾气之功,如李时珍《本草纲目》载:"益命门,利三焦。"鸡内金消积化坚,如张锡纯《医学衷中参西录》载:"味酸而性微温,中有瓷石铜铁皆能消化,其善化瘀积可知。"与利水渗湿药合用可防寒凉伤胃。海金沙利湿通淋,《本草纲目》载:"治湿热肿满,小便热淋、膏淋、血淋、石淋、茎痛,解热毒气。"《本草经读》载:"郁金,气味苦寒者,谓气寒而善降,味苦而善泄也。"有关资料表明,郁金能使胆道奥迪括约肌松弛,加速胆汁分泌,从而使胆道畅通,异物排出顺利。金钱草、海金沙、鸡内金、郁金、胡桃仁合用,能使结石溶化碎裂,易于排出。方中瞿麦、萹蓄、车前草、粉草薢以清热利尿通淋,药理研究证明具有明显的利尿作用,同时由于其利尿作用而间接引起输尿管的蠕动增强。湿热久郁,必伤津液,以白茅根清热凉血,生津止渴,利尿。以砂仁理气和胃,其气芳香辟秽,沉香温肾行气、走而不受,与车前草相伍共奏化气利水排石之功,甘草调和诸药,缓急止痛。诸药合用,共奏排石化石、清热利湿、化瘀通淋之效。二诊时患者已无明显腰痛,脾胃为后天之本,善补肾气者必于脾胃求之,故在前方基础上去沉香,加白术、山药以健脾补肾。三诊时患者无明显不适,从舌脉及泌尿彩色多普勒报告来看,其余邪未尽,吾师认为久病必瘀,故在前方基础上加牛膝以引热下行,通络活血,补肝肾,强筋骨。与郁金相伍可加大其活血行气之力。四诊时患者诸症蠲除,但从舌脉分析,湿热之邪未尽,故继服前方 10 剂,以巩固疗效。

引自:刘芳,何永生.何永生治疗泌尿系结石验案[J].湖南中医杂志,2013,29(3):77-78.

6.吕仁和教授治疗泌尿系统结石嵌顿验案 2 则

案 1

吴某,男,61 岁,2001 年 1 月 16 日初诊。患者在某医院查腹部平片及双肾 B 超示:双肾多发性结石。于 2001 年 2 月 1 日行体外碎石治疗,治疗前插双猪尾巴导管,以保持输尿管通畅。经 5 次治疗,腹部平片及 B 超提示:双肾结石已排出,有 3 枚豌豆大小结石嵌顿于左侧输尿管端且伴左肾盂积水。近来左侧腰、臀、腿胀痛加重,烦躁,尿频、尿急、腹胀,饮食无味,形体肥胖,面色灰暗,舌胖嫩、苔白腻,脉弦滑。证属石湿瘀积,阻滞经络。治宜通经活络,化瘀行气,佐以温利排石。处方:狗脊、续断、附子、鸡内金、葛根各 10 克,生黄芪、木瓜各 30 克,牛膝、赤芍、白芍、生鹿角片(代)、金钱草、牡丹皮、丹参各 20 克,柴胡、枳实、甘草各 6 克,肉桂 3 克。水煎服,每天 1 剂,共服 7 剂。嘱精神放松,清淡饮食,以免伤脾;勿做跳跃运动以免加重结石嵌顿;体位宜勤换,做敲腿运动(用一侧膝盖顶住另一条腿的承筋穴或合阳穴,用力顶 20 次,双腿交替进行)。二诊:上法治疗后,左侧腰、臀、腿胀痛逐渐消失。腹部平片及 B 超提示:结石阴影消失。偶感腰痛,无尿频、尿急,苔白腻,脉滑数。上方去黄芪、鹿角片、肉桂、附子,加苍术、白术、炒山楂、炒麦芽、炒谷芽、巴戟天各 10 克,继服半个月,痊愈。

按:中药治疗泌尿系统结石常用利水通淋化石法,但过于通利有时会使结石嵌顿,导致肾盂积水。吕教授认为此类患者大多为石湿淤积,阻滞经络。拟在通经活络,化湿行气,利水排石的同时尚需"温药"反佐,否则水肿不易消退,常加肉桂、附子、生鹿角片。泌尿系统结石常用跳跃运动辅助治疗,但嵌顿结石部位不同,不合理的运动可致病情加重。吕教授用敲腿治法,是根据经络腧穴内属于脏腑,外系肢节,沟通内外,贯穿上下的原理,使与结石嵌顿相关经络疏通,气血运行畅达。并调摄饮食,使脾运化复原,机体活力增加,结石易于排出。

案 2

阮某,男,72 岁,1975 年 7 月 2 日初诊,右上腹绞痛,向右大腿内侧放射,伴小便淋漓刺痛。腹部平片及双肾 B 超提示:右肾盂输尿管交界处有 1.2 厘米×0.8 厘米卵圆形结石阴影,伴右肾盂积水。诊见:年老体弱,面色㿠白,形寒肢冷,舌淡暗苔白,脉沉细。证属气虚血痕,结石阻滞。治宜益气活血,通淋排石。处方:生黄芪 60 克,当归 15 克,桃仁、红花、海金沙、鸡内金各 10 克,金钱草 30 克。水煎服,每天 1 剂,共 10 剂。嘱配合走路加小跳运动。二诊:X 线摄片提示右肾盂结石下移至输尿管末端并嵌顿于膀胱入口处。守上方加附子 10 克,肉桂 6 克,生鹿角片(代)10克,继服 7 剂。嘱运动疗法改为平卧于床,做敲腿运动。治疗 3 天后,自觉下腹胀痛逐渐下移,大腿内侧先痛剧,后缓解,出现尿流中断,排尿困难伴尿痛。经腹部平片及膀胱 B 超提示:结石嵌顿于膀胱出口处,残余尿约 500 毫升。二诊方基础上加行气缓解镇痛之品:白芍 30 克,甘草 6 克,延胡索、川楝子各 10 克,继服 7剂。嘱前方余 4 剂停服,改运动疗法为臀部抬高,敲腿运动。7 月28 日突然尿频、尿道刺痛,随即排出结石,诸症顿失。经腹部平片及 B 超复查结石阴影消失。

按:本例治疗仍以通经活络,利水排石,温阳反佐组方。但根据病情变化随症化裁用药,并根据结石嵌顿部位不同,变动不同的体位。泌尿系统结石嵌顿,做敲腿运动;结石在肾盂部位,做走路加小跳运动;结石在膀胱入口部位,平卧于床,敲腿运动;结石在膀胱出口部位,臀位抬高,敲腿运动。根据结石嵌顿部位不同,选用不同姿势的运动疗法,能更快更好地排石。

选自:张虹,吕仁和. 吕仁和教授治疗泌尿系结石嵌顿验案 2 则[J]. 新中医,2002,34(11):64-65.

如何预防及调护

1. **起居调养法** 泌尿系统结石患者应适当活动,常散步对康复有益。少动及卧床不利于结石向下活动。常洗热水澡可以放松全身的神经和肌肉,对帮助排石有利。有时在活动或洗热水澡时,会突然感到腰部及下腹部疼痛,此时不宜紧张,这是结石向下活动的表现,当痛感突然消失时,说明结石已到膀胱。

2. **饮食调养法**

(1)增加饮水量:泌尿系统结石患者多饮水有两大作用:防止尿液浓缩,调节尿液的酸碱度,防止结石进一步增大;使尿流量增大,有利于较小砂石的排出。

(2)根据结石性质合理选择食物

①钙盐结石:肉、蛋、鱼含钙少而为偏酸食物,此外,麦麸、细米糠可减少尿钙形成,这些食物可以多食。高钙食物如牛奶、干酪、虾皮、芝麻酱、骨头汤、豆及豆制品等应少吃。

②草酸盐结石:可食能促进草酸排出的食物,如芹菜、苹果、李子及葡萄。禁食菠菜、苋菜、草莓、土豆、胡椒、辣椒、竹笋、红茶、果仁等。富含维生素C的食物也不宜多吃,因维生素C代谢产物是草酸盐。

③尿酸结石:尿酸在碱性环境中容易溶解,因此可多食碱性食物,如卷心菜、芋头、萝卜、白菜、黄瓜、南瓜、桃、梨、杏、香蕉等。动物内脏心、肝、肾、脑等,牛羊肉、鸭鹅肉、沙丁鱼、鲈鱼、酵母、土豆、大枣、猕猴桃、山楂等,多吃对尿酸结石不利。

④磷酸盐结石:应多吃富含维生素A和胡萝卜素的食物,如鱼肝油、动物肝、对虾、胡萝卜、南瓜等。避免食用对胃有刺激的食物。

(3)食疗:根据上文可知泌尿系统结石的主要病因在于肾虚

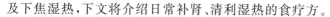

及下焦湿热,下文将介绍日常补肾、清利湿热的食疗方。

①补肾益气

芝麻粥:芝麻 50 克,白米 100 克,蜜糖 50 克,清水适量。将芝麻、白米粥煮好后加入蜜糖即可。此粥能补益肝肾、润肠通便和乌须美发,更有美颜作用。

核桃粥:核桃 50 克,白米 100 克,冰糖 100 克,清水适量。核桃去壳切成小丁,煮米开花时入冰糖、核桃丁煮成粥。

长寿粥:芡实 400 克,山药 1500 克,糯米 500 克,人参 150 克,茯苓 150 克,莲子 250 克,白糖适量。将芡实晒干研细末,再磨糯米,将所有用料掺合搅拌均匀即可,日吃两次,开水冲调,每次 25 克,吃时可略加白糖调味。

山药粥:山药 100 克,白米 100 克,白糖 100 克,清水适量。将鲜山药削皮后切成块,煮到七成熟时加米煮成粥,再加糖煮片刻即可。

②清热化湿

南瓜补脾利水,解毒杀虫。宜于脾虚食少腹胀,脾虚水饮停胃。

茯苓利水渗湿,健脾补气止泻,宁心安神。宜于脾虚水停于胃,寒湿腹泻。不宜与米醋同食。

荠菜清热利水,凉血止血,平肝降压。宜于湿热胃痛,湿热泄泻,血热吐血、便血。

黄花菜(金针菜)清热利湿,解毒,通乳。宜于湿热胃痛,湿热泄泻。虚寒症忌食。

莴苣清热利尿,通乳。忌同黄花菜同食。

冬瓜利水消痰,消热解毒。宜于湿热泄泻。虚寒泄泻者忌食。

鲫鱼补脾利水。宜于脾虚水停于胃,脾虚泄泻。不宜油炸,不宜与荠菜同食。

蚕豆清热利湿,健脾涩精。宜于湿热泄泻。气滞腹胀者忌食。

赤小豆利水除湿,通乳,解毒排脓。宜于湿热泄泻。

薏苡仁(薏米)健脾利湿,清热排脓。宜于脾虚水停于胃,脾虚泄泻,寒湿泄泻。

玉米补中健胃,除湿利水。宜于脾虚泄泻,湿热泄泻。

砂仁化湿行气,温中止泄,安胎。宜于气滞湿阻,食欲不振,恶心呕吐,胃腹胀痛,寒湿泄泻。不宜久煮。

白豆蔻化湿行气,温中止呕,健胃消滞,解酒。宜于气滞湿阻,胃胀腹痛,食欲不振,呕吐。热症、阴虚症忌食,不宜久煮。

3. 药物调养法

(1)常用验方

①金钱草 10 克,海金沙(布包)10 克,鸡内金 15 克。水煎代茶饮。

②石韦 30 克,车前草 30 克,栀子 30 克,甘草 10 克。水煎服,每日 1 剂,分 2 次服。

③冬葵子 15 克,金钱草 30 克。水煎服,每日 1 剂,分 2 次服。

④羊蹄草 15 克,白花蛇舌草 50 克,通草 5 克。水煎服,每日 1 剂,分 2 次服。

(2)中成药方:可用石淋通片,每次服 3 片,每日 3 次。亦可服金钱草冲剂,每次 1 包,每日 3 次。若兼有气虚者,可加用补中益气丸;兼肾阴虚者,可加用二至丸、六味地黄丸。

4. 针灸调养法

(1)体针疗法:肾与上输尿管结石取肾俞、三焦俞、京门、气海;中、下输尿管结石取肾俞、次髎、膀胱俞、中极、水道,配穴取阳陵泉、三阴交、太溪、命门、关元等。治法常取病侧穴位,下肢取双侧,交替使用背与腹部穴位,每次 2～5 穴,强刺激,每次留针 30 分钟,每日 1 次,10 次为 1 个疗程。亦可按揉取穴,以达到调养的效果。

肾俞

〔取穴方法〕 人体肾俞穴位于腰部,当第 2 腰椎棘突下,旁开 1.5 寸(图 12-1)。

〔解剖〕 在腰背筋膜,最长肌和髂肋肌之间;有第 2 腰动、静脉后支;布有第 1 腰神经后支的外侧支,深层为第 1 腰丛。

〔主治疾病〕 遗尿,遗精,阳痿,月经不调,白带,水肿,耳鸣,耳聋,腰痛。

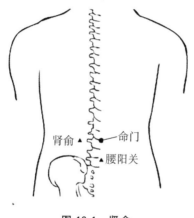

图 12-1 肾俞

三焦俞

〔取穴方法〕 该穴位于腰部,当第 1 腰椎棘突下,旁开 1.5寸(图 12-2)。

〔解剖〕 在腰背筋膜,最长肌和髂肋肌之间;有第 1 腰动、静脉后支;布有第 10 胸神经后支的皮支,深层为第一腰神经后支外侧支。

〔主治疾病〕 肠鸣,腹胀,呕吐,泄泻,痢疾,水肿,腰背强痛。

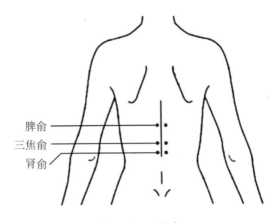

脾俞
三焦俞
肾俞

图 12-2　三焦俞

京门

〔取穴方法〕　该穴在侧腰部,章门后 1.8 寸,当第 12 肋骨游离端的下方(图 12-3)。

〔解剖〕　有腹内、外斜肌及腹横肌;有第 11 肋间动、静脉;布有第 11 肋间神经。

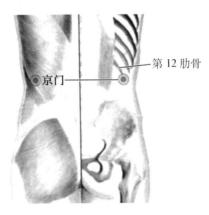

第 12 肋骨

京门

图 12-3　京门

［主治疾病］　腹胀，小腹痛，里急，洞泄，水道不通，溺黄，腰痛，骨痹痛引背。肠鸣，泄泻，腹胀，腰胁痛。

气海

［取穴方法］　位于体前正中线，脐下 1.5 寸（图 12-4）。

［解剖］　在腹白线上，深部为小肠；有腹壁浅动脉、静脉分支，腹壁下动、静脉分支；布有第 11 肋间神经前皮支的内侧支。

［主治疾病］　虚脱、形体羸瘦、脏气衰惫、乏力等气虚病证；水谷不化、绕脐疼痛、腹泻、痢疾、便秘等肠腑病证；小便不利、遗尿；遗精、阳痿、疝气；月经不调、痛经、闭经、崩漏、带下、阴挺、恶露不尽、胞衣不下等妇科病证。水肿鼓胀，脘腹胀满，大便不通，泄痢不禁，癃淋，产后恶露不止，胞衣不下，四肢乏力。妇科病、腰痛、食欲不振、夜尿症、儿童发育不良等。此穴位为人体任脉上的主要穴道之一。

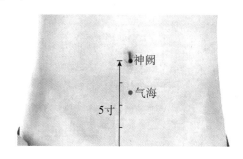

图 12-4　气海

次

［取穴方法］　在髂后上棘下与后正中线之间，适对第 2 骶后孔中（图 12-5）。

［解剖］　在臀大肌起始部；当骶外侧动、静脉后支处；布有第 2 骶神经后支。

［主治疾病］　①月经不调、痛经、带下等妇科疾患；②小便不

利,遗尿;③遗精;④疝气;⑤腰骶痛,下肢痿痹。

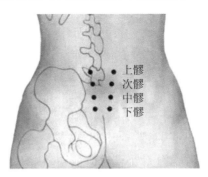

图 12-5　次髎

膀胱俞

[取穴方法]　骶正中嵴(第 2 骶椎棘突下)旁开 1.5 寸,约平第 2 骶后孔(图 12-6)。

[解剖]　在骶嵴肌起始部和臀大肌起始部之间;有骶外侧动、静脉后支;布有臀中皮神经分支。

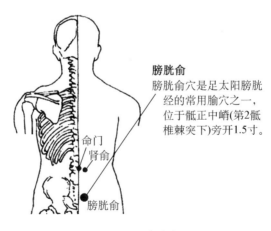

膀胱俞

膀胱俞穴是足太阳膀胱经的常用腧穴之一,位于骶正中嵴(第2骶椎棘突下)旁开1.5寸。

命门
肾俞

膀胱俞

图 12-6　膀胱俞

〔主治疾病〕　①小便不利、遗尿等膀胱气化功能失调病证；②腰骶痛；③腹泻，便秘。

中极

〔取穴方法〕　体前正中线，脐下 4 寸（图 12-7）。

〔解剖〕　在腹白线上，深部为乙状结肠；有腹壁浅动、静脉分支，腹壁下动、静脉分支；布有髂腹下神经的前皮支。

〔主治疾病〕　小便不利，遗溺不禁，阳痿，早泄，遗精，白浊，疝气偏坠，积聚疼痛，月经不调，阴痛，阴痒，痛经，带下，崩漏，阴挺，产后恶露不止，胞衣不下，水肿。

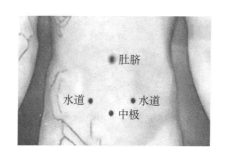

图 12-7　中极

水道

〔取穴方法〕　位于下腹部，当脐中下 3 寸，距前正中线 2 寸（图 12-7）。

〔解剖〕　当腹直肌及其鞘处；有第 12 肋间动、静脉分支，外侧为腹壁下动、静脉；布有第 12 肋间神经（内部为小肠）。

〔主治疾病〕　小腹胀满，小便不利，痛经，不孕，疝气。

阳陵泉

〔取穴方法〕　小腿外侧，腓骨头前下方凹陷处（图 12-8）。

〔解剖〕　膝下外侧动、静脉。当腓总神经分为腓浅及腓深神经处。

〔主治疾病〕　半身不遂，下肢痿痹，麻木，膝髌肿痛，足癣（脚气),胁肋痛,口苦,呕吐,黄疸,小儿惊风。现多用于坐骨神经痛,肝炎,胆囊炎,胆道蛔虫症,膝关节炎,小儿舞蹈病等。

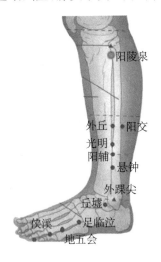

图 12-8　阳陵泉

三阴交

[取穴方法]　位于小腿内侧,踝关节上 3 寸(图 12-9)。

[解剖]　布有小腿内侧皮神经,深层后方为胫神经;并有大隐静脉,胫后动、静脉。

[主治疾病]　腹痛,肠鸣,腹胀,泄泻,便溏,月经不调,崩漏,带下,阴挺,经闭,不孕,难产,遗精,阳痿,遗尿,疝气,足痿,瘾疹,失眠,神经衰弱,荨麻疹,神经性皮炎。

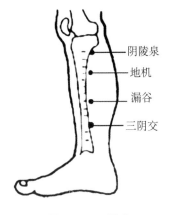

图 12-9　三阴交

太溪

[取穴方法] 其位于足内侧,内踝后方与足跟骨筋腱之间的凹陷处,也就是说在足的内踝与跟腱之间的凹陷处(图 12-10)。

[功用] 滋阴益肾,壮阳强腰。

[主治疾病] 头痛目眩,咽喉肿痛,齿痛,耳聋,耳鸣,气喘,胸痛咯血,消渴,月经不调,失眠,健忘,遗精,阳痿,小便频数,腰脊痛,下肢厥冷,内踝肿痛。

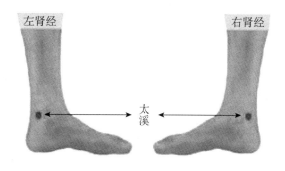

图 12-10 太溪

命门

[取穴方法] 人体命门穴位于腰部,当后正中线上,第 2 腰椎棘突下凹陷中(图 12-11)。

[解剖] 在腰背筋膜、棘上韧带及棘间韧带中;有腰动脉后支及棘间皮下静脉丛;布有腰神经后支内侧支。

[主治疾病] 虚损腰痛,脊强反折,遗尿,尿频,泄泻,遗精,白浊,阳痿,早泄,赤白带下,胎屡坠,五劳七伤,头晕耳鸣,癫痫,惊恐,手足逆冷。

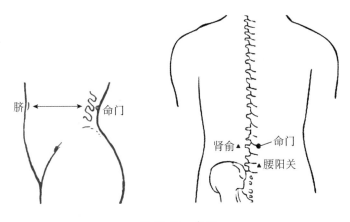

图 12-11　命门

关元

[取穴方法]　其位于脐下 3 寸处(图 12-12)。

[功用]　培元固本、补益下焦之功。

[主治疾病]　①强壮穴;②诊生死;③助孕;④补肾虚;⑤治痛经;⑥治虚喘;⑦治小肠病;⑧治糖尿病;⑨治排尿不顺;⑩治各种血症。

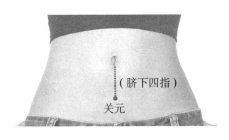

图 12-12　关元

(2)耳针疗法:取耳穴肾、膀胱、输尿管、尿管、三焦、内分泌,用王不留行籽贴压,每日压 5 次,每次 30 分钟,3 日换药籽 1 次,于耳压前 20 分钟饮水 500 毫升,适当增加活动量。

（3）艾灸疗法:取膀胱俞、肾俞、志室、水道、三阴交、三焦俞为主穴,配以太冲、归来、气海、足三里等穴,每日施灸 1～2 次,每穴 3～5 壮。

5. 推拿调养法　点按拨揉迷走神经、腹腔神经丛、腰交感神经,第 1～5 腰神经、第 10～12 胸神经,腰背部肌肉行拿捏、揉按、理顺手法,腹部行离心性推摩法。

6. 体育调养法　泌尿系统结石患者可配合适当的体育活动辅助治疗,多散步、勤活动有利于结石排出,有时活动后可排出结石,但单纯靠活动身体来排石是不全面的。

7. 其他调养法　水疗法:用单纯性温泉、硫酸盐泉、碳酸氢钠泉做泉浴疗法。尿酸性结石和尿酸盐结石用重碳酸土类泉、重碳酸钠泉做饮泉疗法;草酸钙和磷酸钙结石用碳酸泉做饮泉疗法。